中等职业学校护理专业系列教材

临床护理基本技能

LINCHUANG HULI
JIBEN JINENG

主　编：何雪梅　吴　妍

副主编：袁艺熔　李玲玲　侯小凌

编　者：何雪梅　吴　妍　袁艺熔　李玲玲

　　　　杨小琴　侯小凌　周天闻　漆文成

U0240699

西南师范大学出版社

国家一级出版社　全国百佳图书出版单位

图书在版编目（CIP）数据

临床护理基本技能 / 何雪梅，吴妍主编 . 一重庆：
西南师范大学出版社，2020.11
ISBN 978-7-5697-0243-9

Ⅰ.①临… Ⅱ.①何… ②吴… Ⅲ.①护理学 Ⅳ.
① R47

中国版本图书馆 CIP 数据核字 (2020) 第 211388 号

临床护理基本技能

主编　何雪梅　吴　妍

策　　划：曾　文　翟腾飞
责任编辑：翟腾飞
责任校对：曾　文
装帧设计：起　源
排　　版：张　艳
出版发行：西南师范大学出版社
　　　　　地址：重庆市北碚区天生路2号
　　　　　邮编：400715
　　　　　市场营销部电话：023-68868624
印　　刷：重庆友源印务有限公司
幅面尺寸：185mm×260mm
印　　张：9.25
字　　数：237千字
版　　次：2020年11月　第1版
印　　次：2020年11月　第1次印刷
书　　号：ISBN 978-7-5697-0243-9

定　　价：39.00 元

护理基本技能是护士从事护理工作必须掌握的基本护理技能，也是确保护士完成临床护理工作的质量保证。

各地护理院校和卫生机构均在不断开展护理技能操作考试和比赛，同时一些护理专业学生升学或者毕业也需进行护理技能操作考试。因此，在我校护理职业教育的发展过程中，我们根据护理操作经验，结合临床护理实践，来探索、实践、研讨临床护理技术，对护理操作用物、操作过程、医嘱单、记录单、考核标准等进行不断思考、完善和修订，编写出《临床护理基本技能》一书。

《临床护理基本技能》主要内容包括临床常用基础护理操作考试及竞赛流程，融入与患者的沟通内容（红色字体部分为口述内容，仅供参考，实际操作中可根据情境变换人文关怀的内容），在规范学生护理操作流程的同时，为学生日后走上工作岗位为服务对象提供人性化服务打下坚实的基础。

本教材包括十七项护理操作技术，统一并规范了各项护理操作过程，力求将基础护理技术进行深入、透彻的剖析，便于大家理解和掌握。

护士作为没有翅膀的天使，更应该服饰端庄、举止优雅，所以在本书的最后附护士仪表仪态考核标准，对护士的服饰及举止进行了规范要求，也将该要求贯穿于护理操作的各个环节，提高护理工作者的整体素质。

《临床护理基本技能》可作为中等职业学校护理专业相关课程的教学用书，也可作为中职高考护理操作考试、护理院校学生技能考试、各类医院护士技能考试、各类护理竞赛的参考用书。

本书编写过程中，各位编者精诚合作，无私奉献，在此表示衷心的感谢。本书参考了许多临床护理研究者的既有成果，在此表示非常感谢，本书照片场景由吴妍、何雪梅、池红颖等友情出演，袁艺熔、周天闻、何雪梅拍摄，在此一并致谢。

全体编者竭尽全力撰写本书，本书的内容仍需接受课堂教学及操作的实践检验，教材中若存在错误及疏漏，恳请广大师生和护理界同仁批评指正，以便日后修订提高。

编者

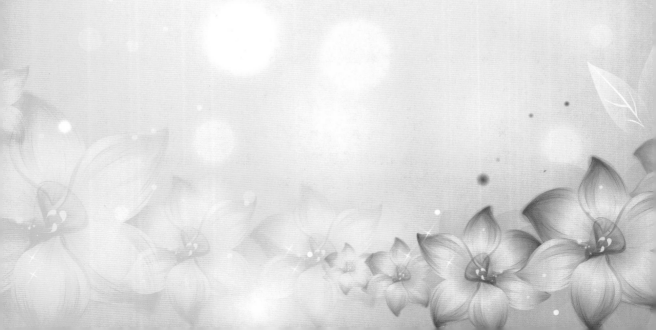

目录

一　规范洗手

 操作准备

1. 护士准备　着装整洁，规范，修剪指甲。

2. 用物准备　手消液。

3. 环境准备　安静整洁、光线充足、宽敞安全。

 操作过程

检查手消液名称、有效期，正确取手消液。

1. 双手掌心相对，手指并拢，相互揉搓——"内"（图 1-1）。

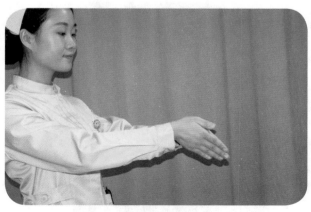

图 1-1　洗手掌

2. 手心对手背沿指缝相互揉搓，两手交换进行——"外"（图 1-2）。

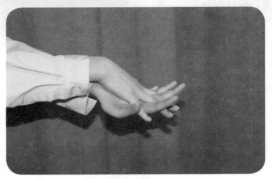

图 1-2 洗手背指缝

3. 双手掌心相对，交叉沿指缝相互揉搓——"夹"（图 1-3）。

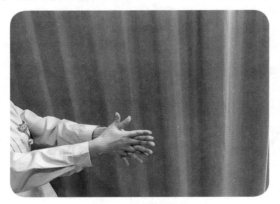

图 1-3 洗掌侧指缝

4. 一手四指弯曲，指关节在另一掌心揉搓，两手交换进行——"弓"（图 1-4）。

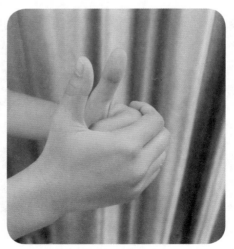

图 1-4 洗指背

5. 一手握住另一手大拇指旋转揉搓，交换进行——"大"（图1-5）。

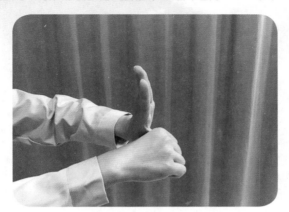

图1-5 洗拇指

6. 将五指指尖并拢放在另一手掌心旋转揉搓，交换进行——"立"（图1-6）。

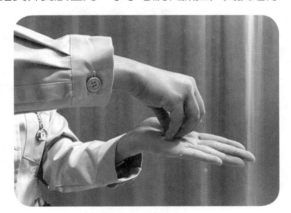

图1-6 洗指尖

7. 一手握住另一手手腕揉搓，交换进行——"腕"（图1-7）。

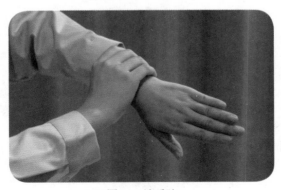

图1-7 洗手腕

备注：洗手时，揉搓稍用力，每个部位至少5次。

🦋 考核标准

表1-1 规范洗手考核标准

考号_____   姓名_____   得分_____   考评人_____

项目		考核要点及要求	分值	扣分	得分
操作准备 （15分）	护士	★符合职业要求（衣、帽、鞋整洁，不佩戴饰品、无浓妆、头发无染色）	6		
	用物	★用物备齐（缺少物品不得分）	5		
	环境	★安静整洁、光线充足、舒适安全（环境不合时宜酌情扣分）	4		
操作过程 （70分）	取手消液	★仪表大方、举止端庄（情绪紧张，精神不饱满，姿态不端正，有上述情况之一扣1～2分） ★检查手消液名称及有效期（未检查手消液名称及有效期扣4分） ★正确取手消液（未正确取手消液扣2分；取手消液过多扣1分；取手消液过少扣1分）	10		
	洗手	★双手揉搓 1. 双手掌心相对，手指并拢，相互揉搓——"内" 2. 手心对手背沿指缝相互揉搓，两手交换进行——"外" 3. 双手掌心相对，交叉沿指缝相互揉搓——"夹" 4. 一手四指弯曲，指关节在另一掌心揉搓，两手交换进行——"弓" 5. 一手握住另一手大拇指旋转揉搓，交换进行——"大" 6. 将五指指尖并拢放在另一手掌心旋转揉搓，交换进行——"立" 7. 一手握住另一手手腕揉搓，交换进行——"腕" 洗手揉搓时稍用力，每个部位至少5次（每一步未做到位各酌情扣1～7分；一次搓洗不够扣2分；顺序颠倒酌情扣分）	60		
操作评价 （15分）	操作状态	★仪表大方、举止端庄、面部表情佳	5		
	操作方法	★操作熟练、动作连贯、手法正确、规范、心理素质稳定、按顺序操作（操作不熟练、动作不规范、不按顺序操作扣1～4分）	5		
	操作效果	★手部各部位清洁、干净（手部各部位不清洁、不干净酌情扣分）	5		
总分			100		

二　单人徒手心肺复苏

操作准备

1. 护士准备　着装整洁，规范。

2. 患者准备　安置患者复苏体位并做好保暖。

3. 用物准备

硬板床、心肺复苏模拟人。

治疗车上层：治疗本（抢救记录单）、治疗盘、

治疗碗（纱块2）、手电筒、听诊器、血压计、弯

盘、手消液。

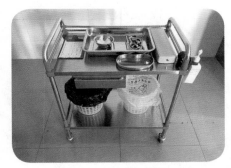

图 2-1　治疗车用物

治疗车下层：生活垃圾桶、医疗垃圾桶。

自备：笔、挂表，必要时备脚踏垫和按压板。

4. 环境准备　安静整洁、光线充足、宽敞安全。

操作过程

操作环境为病室内，推备齐用物的治疗车至床旁。

1. 报幕

尊敬的评委老师好，我是××号考生，我操作的是单人徒手心肺复苏术，操作开始。

2. 判断意识、呼吸和脉搏

巡视病房至患者床旁，××，您今天感觉好些了吗？××，××，您怎么了？能听见我说话吗？轻拍患者双肩，口对患者耳处大声呼唤（图2-2），左右各一次，患者无意识。判断呼吸脉搏（图2-3）：左耳靠近患者口鼻处（距鼻约3 cm），听呼吸的声音；用眼睛看胸廓的起伏；用脸颊感受呼吸的气流。用右手食指和中指平齐在颈部喉结旁开两指处判断患者颈动脉搏动（5～10 s）——1001、1002、1003、1004、1005、1006、1007——患者颈动脉搏动消失，自主呼吸消失。

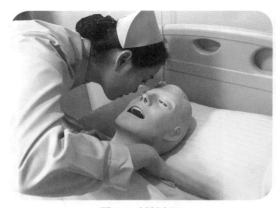

图 2-2 判断意识

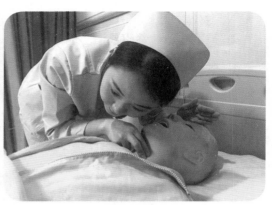

图 2-3 判断呼吸脉搏

3. 呼救、评估

床旁呼叫器呼救，喂喂，××护士吗？请通知医生、护士快来抢救并携带自动体外除颤仪（AED）。现场环境安全，请无关人员散开（伸出右手示意）。看表，抢救时间××∶××。

4. 安置体位

揭盖被至膝部以下三折于床尾，患者卧于硬板床，去枕、仰卧，左手托患者颈肩部，右手移开枕头，患者头颈躯干在同一直线上，双手位于身体两侧，全身无扭曲。解开上衣，松解裤带。

5. 胸外按压

按压部位在两乳头连线中点，右手食指做画线动作确定两乳头中点，左手掌根放于中点，右手叠于左手，十指相扣，左手指尖翘起，操作者双脚与肩同宽（或一脚平患者肩部，一脚平患者腰部），两臂夹紧，肘部伸直，垂直用力，平稳有规律的按压（图2-4，图2-5），按压时密切观察患者面色。按压深度5～6 cm，频率100～120次／分。1组：01，02，03，04，05……25，26，27，28，29，30。

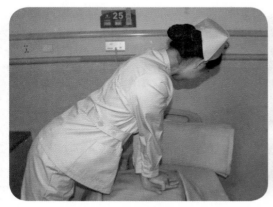

图2-4　胸外按压1

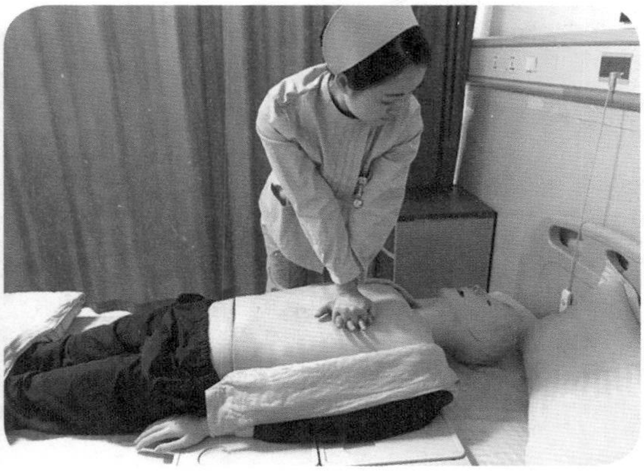

图2-5　胸外按压2

6. 开放气道、人工呼吸

患者颈部无损伤，头偏向一侧。检查口腔，口腔无义齿，置弯盘于患者口角，取纱块清理口腔分泌物，纱块置于弯盘，将弯盘中纱块置于医疗垃圾桶，弯盘置于治疗车下层。取治疗碗中清洁纱块置于患者口唇，移回患者头部，压额抬颏法打开气道（图2-6），左手置于患者前额，右手中食指并拢放于患者近侧下颏向上用力，左手拇指和食指捏紧鼻翼，右手轻掰开患者下唇，深吸一口气，口对口人工呼吸（图2-7），吹气捏鼻，换气松鼻观察，耳听眼看面感，观察吹气是否有效，重复一次。

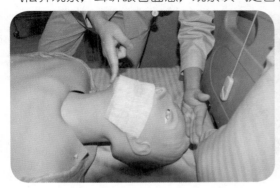

图2-6　开放气道

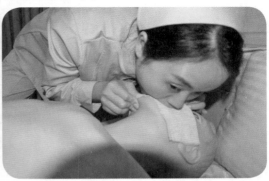

图2-7　口对口人工呼吸

7. 剩余四个循环的复苏

2 组：01，02，03，04，05……25，26，27，28，29，30，按压 30 次，吹气 2 次，5 个循环，以吹气结束。

8. 判断复苏效果

左耳靠近患者口鼻处，右手中食指触及颈部喉结旁开两指处，再次判断患者的呼吸和脉搏——1001，1002，1003，1004，1005，1006，1007——自主呼吸恢复，患者颈动脉搏动恢复。撤下患者口唇上的纱块置于医疗垃圾桶。右手拿起手电筒，从患者外眼角向内检查瞳孔（图 2-8），瞳孔缩小，对光反射存在；患者面色、口唇、甲床、皮肤色泽转红（图 2-9），整理衣裤；真实测量血压（图 2-10），打开血压计，袖带平整地缠于肘窝上两横指，松紧以能放入一指为宜，听诊器置于肱动脉搏动最明显处，橡胶球加压汞柱至肱动脉搏动音消失后再升高 20～30 mmHg[①]，血压值 90/60 mmHg，收起血压计离床整理，将血压计和听诊器放于治疗车下层（擦拭消毒后备用）。患者复苏成功，需进行下一步生命支持，结束时间 ××：××。

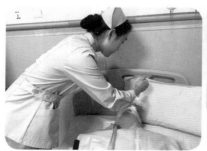

图 2-8 检查瞳孔

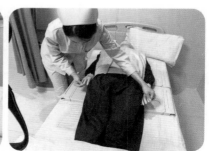

图 2-9 检查甲床

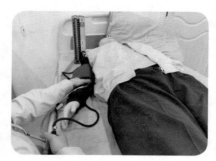

图 2-10 测血压

① 注：1 mmHg ≈ 0.133 kpa

9. 整理记录

检查患者的手腕带，将患者头轻轻偏向一侧，枕头横立于床头，整理床单位。（手消液在有效期内）规范洗手，记录。

10. 报告

报告，用物进行分类处置，操作完毕。

记录单

护理记录单（CPR）

姓名：　　　性别：　　　年龄：　　　科别：　　　床号：　　　住院号：

日期	时间	颈动脉搏动		自主呼吸		瞳　孔				面色、口唇和皮肤颜色			血压（mmHg）	操作者签名
						大小		对光反射						
		恢复	消失	恢复	消失	缩小	扩大	存在	消失	红润	苍白	紫绀		

备注：在颈动脉搏动、自主呼吸、瞳孔、面色、口唇和皮肤颜色相应的空格处打"√"。

🦋 考核标准

表2-1 单人徒手心肺复苏术考核标准

考号＿＿＿＿＿＿＿＿　　姓名＿＿＿＿＿＿＿＿　　得分＿＿＿＿＿＿＿＿　　考评人＿＿＿＿＿＿＿＿

项目		考核要点及要求	分值	扣分	得分
操作准备 （15分）	护士	★符合职业要求（衣、帽、鞋整洁，不佩戴饰品、无浓妆、头发无染色）	4		
	用物	★用物备齐，放置合理（每缺少一样物品扣1分，扣完为止）	3		
	环境	★安静整洁、光线充足、舒适安全（环境不合时宜酌情扣分）	5		
	患者	★体位适宜（体位不适宜扣3分）	3		
操作过程 （70分）	报幕	★报幕（未报幕扣2分，不全扣1分）	3		
	判断意识、呼吸和脉搏	★意识：大声呼唤患者、轻拍患者肩部（未判断不得分；呼唤时，未靠近患者耳旁左右各一次扣1分；拍肩动作重扣1分；声音不洪亮扣1分；未口述扣1分）	6		
		★判断呼吸、脉搏：触摸颈动脉的搏动，同时判断呼吸，时间5～10秒内完成，报告结果（未判断不得分；判断呼吸方法不准确扣2分；触诊部位不正确、手法不妥、用力过大各扣1分；判断时间未在5～10秒内扣1分；未口述扣1分）	5		
	呼救、评估	★呼救（有条件者携带自动体外除颤仪）（未呼救或声音小扣1分） ★评估环境（未评估环境扣1分） ★查看抢救开始时间（未查看抢救开始时间扣1分）	3		
	安置体位	★患者卧于硬板床，去枕仰卧，头颈躯干在同一直线上，双手位于身体两侧，全身无扭曲（边做边口述）（一项未口述扣1分） ★必要时解开上衣，松解裤带（一项不符合要求扣1分）	5		
	胸外按压	★部位：两乳头连线中点（定位方法不正确扣1～3分；未快速定位扣2分） ★手法：两手掌根重叠，指尖翘起，双肘伸直，垂直按压，掌根不离开患者胸壁（双手未重叠、手指触及胸壁、肘关节未伸直、未垂直按压、掌根离开胸壁各扣2分） ★深度：胸骨下陷5～6 cm ★频率：100～120次／分 ★按压与放松时间比是1:1 （用力不均匀扣1分；节律不规整扣1分；按压深度、频率不符各扣2分）	13		

项目		考核要点及要求	分值	扣分	得分
操作过程（70分）	开放气道、人工呼吸	★判断颈部有无损伤（未判断颈部损伤扣1分；未口述扣1分） ★将患者头偏向一侧，检查口腔，无活动义齿 清理口腔（未检查口腔扣1分；未清理口腔扣1分） ★根据患者不同情况采用不同方法打开气道（气道未打开扣2分） ★备好纱布或隔离膜（未垫纱布或隔离膜扣1分） ★送气时捏住患者鼻孔，深吸一口气，用力吹气，持续2秒，呼气时松开（吹气未捏鼻、呼气时未松开各扣1分；吹气漏气扣1分） ★吹气时，用眼睛余光观察胸廓情况；吹气后，耳听面感眼看判断呼吸，连续2次（未观察胸廓起伏扣1分；多做或少做一次呼吸扣1分） （按压与呼吸比例不正确扣1分）	12		
	剩余四个循环的复苏	★按压与呼吸之比为30:2，再连续4个循环（少一个循环扣2分）	8		
	判断复苏效果	★判断患者呼吸及颈动脉搏动 口述：颈动脉搏动恢复，自主呼吸恢复 ★检查瞳孔 口述：瞳孔缩小，对光反射存在 ★检查全身血运情况 口述：患者面色、口唇、甲床、皮肤色泽转红 ★测量血压 口述：袖带平整地缠于肘窝上两横指，松紧以能放入一指为宜，听诊器置于肱动脉搏动最明显处，血压值90/60 mmHg 口述：心肺复苏成功，需进行下一步生命支持 ★查看抢救结束时间 （未判断结果，每项各扣1～2分；检查瞳孔方法不正确或未口述扣1～2分；检查血运未口述或陈述不全扣2分；未测量血压及测量血压不规范各扣2分；血压报值不合理扣1分；未报结束时间扣1分）	10		
	整理记录	★检查手腕带（未检查扣0.5分） ★患者体位（头未偏向一侧扣0.5分） ★枕头横立于床头（未做扣0.5分） ★整理床单位（未整理床单位扣0.5分） ★规范洗手（未洗手或洗手不正确扣1分） ★记录（未记录扣1分）	4		
	报告	★操作结束（未报告扣1分）	1		
操作评价（70分）	操作状态	★仪表大方、举止端庄、语言流畅、面部表情佳	4		
	操作方法	★操作熟练、动作连贯、手法正确、规范、体现紧急、按规范操作（操作不熟练、动作不规范、未体现紧急、未按顺序操作扣1～4分）	4		
	操作效果	★正确完成五个循环复苏（复苏不成功扣3分）	4		
	操作时间	★6 min内完成（超时扣1～3分）	3		
合计			100		

三　铺备用床

🦋 操作准备

1. 护士准备　着装整洁，规范，修剪指甲，规范洗手，戴口罩。

2. 用物准备

床、床垫、床旁桌、床旁椅。

护理车：铺床的床上用物依使用先后顺序

排列（大单、被套、棉胎、枕芯、枕套）、手

消液、床刷（一次性床刷套）、生活垃圾桶、

医疗垃圾桶。

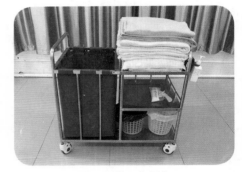

图 3-1 护理车用物

自备：口罩，必要时备床褥、簸箕。

3. 环境准备　病室内整洁、通风，无患者进餐或接受治疗。

🦋 操作过程

环境为病室内，推备齐用物的护理车至床尾。

1. 报幕

尊敬的评委老师好，我是××号考生，我操作的是铺备用床，指甲已修剪，操作开始。

2. 核对床号

× 床。

3. 洗手、评估、戴口罩

（手消液在有效期内）规范洗手，操作环境安静整洁、通风良好、无患者治疗和进餐，适合操作，戴口罩。

4. 移开桌椅

移开床旁桌距床头约 20 cm，床旁椅放床尾正中，距床尾约 15 cm（**图 3-2**），推护理车平床尾。

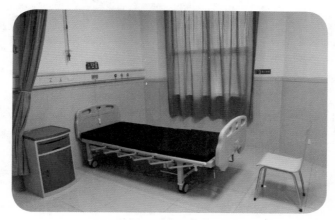

图 3-2 移开桌椅

5. 检查清扫

检查病床及床垫，翻转床垫，从床头至床尾清扫床垫，床刷与床刷套分离，床刷套置于医疗垃圾桶，床刷置于护理车下层。必要时清扫物置于簸箕内并将床褥对齐床头平铺在床垫上，上缘与床头平齐。

6. 铺大单

取清洁大单与床头对齐，展开床头部分及下拉剩余部分至床尾，向近侧展开大单的下层半幅（图 3-3），再向对侧展开上层半幅。包床头角（图 3-4）：一手托起床垫，另一手拉紧床头大单塞入床垫下；左手固定床头床垫角，右手在距床头适宜位置将大单边缘提起，以床沿为界，分为上、下两个三角；右手将下边的三角塞于床垫下；左手拇指支撑大单的折叠角，右手将上半三角拉下；双手将拉下的大单塞于床垫下，床角包成直角。至床尾同上法包床尾角，双手拉紧大单的中部塞于床垫下。铺好近侧再铺对侧（先近侧后对侧），拉平并绷紧大单，确保床面平整。

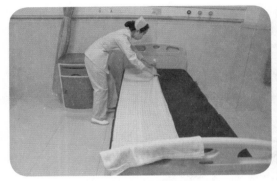

图 3-3 铺大单

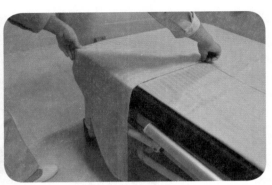

图 3-4 折大单角

7. 套被套

到对侧将被套上端平放于床头，另一端拉向床尾，逐层展开，拉开被套口的上层至1/3处，放入"S"形棉胎（图 3-5），拉平，系带（先中间后两侧）或拉上拉链，将盖被的两侧边缘向内折叠与床沿平齐，尾端内折叠与床尾平齐（或塞于床垫下），又称信封式折叠（图 3-6）。

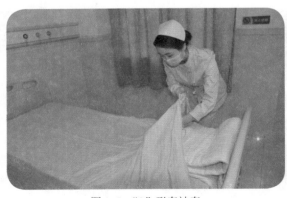

图 3-5 "S"形套被套

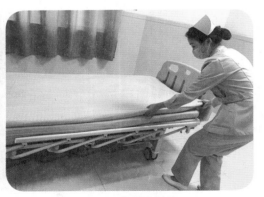

图 3-6 信封式折叠

8. 套枕套

取枕芯、枕套放于床尾，拍松枕芯，清洁枕套反面朝外，双手伸入枕套内，隔枕套

握住枕芯两角,将枕套翻套于枕芯上,使各角充实。双手将枕头从床尾拉至床头(图3-7),
上端与床头对齐,枕套开口背门。

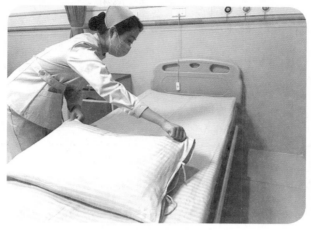

图3-7 放置枕头

9. 移回桌椅

轻轻移回床旁桌椅(图3-8),保持床单位整洁、美观。

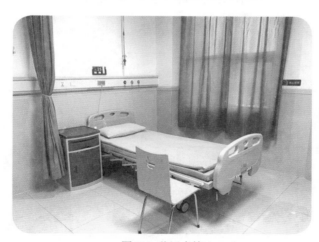

图3-8 移回桌椅

10. 洗手、取口罩

规范洗手,取口罩置于医疗垃圾桶。

11. 报告

报告,操作完毕。

考核标准

表3-1 铺备用床考核标准

考号_____ 姓名_____ 得分_____ 考评人_____

项目		考核要点及要求	分值	扣分	得分
操作准备 （15分）	护士	★符合职业要求（衣、帽、鞋整洁，不佩戴饰品、无浓妆、头发无染色）	5		
	用物	★用物备齐，放置合理（每缺少一样物品扣1分，扣完为止）	6		
	环境	★整洁、通风，无患者进餐或治疗（环境准备未口述或陈述不全扣1～4分）	4		
操作过程 （70分）	报幕	★报幕（未报幕扣2分） ★仪表大方、举止端庄、步态轻盈（情绪紧张，精神不饱满，姿态不端正，有上述情况之一扣1～2分） ★语言流畅、面部表情佳（语言不流畅扣1分；面部表情不佳扣1分）	6		
	核对	★核对床号（未核对不得分）	2		
	洗手、评估、戴口罩	★规范洗手（未洗手或洗手不正确扣1分） ★评估环境（环境准备未口述或陈述不全扣1～3分） ★戴口罩（未戴口罩或戴口罩不规范扣1分）	5		
	移开桌椅	★移开床旁桌距床约20 cm ★移床旁椅至床尾正中，距床尾约15 cm （未移桌椅各扣2分；距离不正确或放置不当扣1分；移动时发出声响扣1～2分）	7		
	检查清扫	★检查床、床垫的功能（未检查床扣2分；未检查床垫扣2分） ★清扫床垫（未扫床扣2分） 必要时铺床褥于床垫上	6		
	铺大单	★置大单于床上，一端向床头展开，另一端拉向床尾（反面向上扣2分；散开时手法不规范扣1分） ★正确铺床头角、床尾角（折角手法不规范扣1～4分；折角不整齐扣1～4分） ★先床头后床尾（顺序不对扣1～4分）	15		

项目		考核要点及要求	分值	扣分	得分
操作过程（70分）	套被套	★被套正面向外，开口端朝向床尾（不齐或不平展扣1分） ★将"S"形折叠的棉胎放入被套充实被套各角（棉胎未至封口端扣1分；角不充实扣2分） ★床尾展平各层后系带或拉上拉链（未系带或拉上拉链扣2分） ★将盖被的两侧边缘向内折叠与床沿平齐，尾端内折叠与床尾平齐（或塞于床垫下）（两侧边缘不平齐床沿扣1～2分；尾端未与床尾垫平齐扣1～3分；露带扣1分）	13		
	套枕套	★拍松枕芯（未拍松枕芯扣1分） ★在床尾将枕套正确套于枕芯上（套枕套方法不正确扣1分） ★四角充实（角不充实扣2分） ★系带（未系带扣1分） ★平放于床头盖被上（放置不正确扣1分） ★开口背门（开口未背门扣1分）	7		
	移回桌椅	★移回床旁桌（未移回床旁桌扣2分；发出声响扣1分） ★移回床旁椅（未移回床旁椅扣2分；发出声响扣1分）	6		
	洗手、取口罩	★规范洗手（未洗手或洗手不正确扣1分） ★取口罩（未取下口罩扣1分）	2		
	报告	★操作结束（未报告扣1分）	1		
操作评价（15分）	操作状态	★仪表大方、举止端庄、语言流畅、面部表情佳	4		
	操作方法	★操作熟练，动作规范，应用节力原则，无物品掉落（操作不熟练、动作不规范、不节力、物品掉落扣1～4分）	4		
	操作效果	★大单平整、被头充实、枕头四角充实、开口背门、放置正确（大单、盖被、枕头铺放不合格酌情扣分）	4		
	操作时间	★7 min内完成（超时扣1～3分）	3		
合计			100		

四　卧有患者床更换床单

操作准备

1. 护士准备　着装整洁、规范，修剪指甲，规范洗手，戴口罩。

2. 患者准备　明确床单更换的目的、方法、配合要点。

3. 用物准备

护理车：大单、中单、被套、枕套、手消液、床刷（一次性床刷套）、生活垃圾桶、医疗垃圾桶。

自备：口罩，必要时备便盆和清洁衣裤。

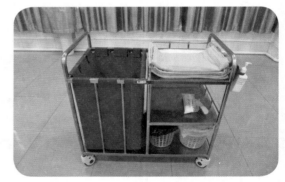

图 4-1　护理车用物

4. 环境准备　宽敞安全、光线充足、温湿度适宜，无患者进行治疗和进餐。

操作过程

环境为病室内，已整理床单位，推备齐用物的护理车至床尾。

1. 报幕

尊敬的评委老师好，我是 ×× 号考生，我操作的是卧有患者床更换床单，指甲已修剪，操作开始。

2. 核对解释

核对床位卡，25 床王明。（患者称谓：如奶奶、爷爷、叔叔、阿姨、姐姐等）
××，您好，我是您的治疗护士，请告诉我您的床号和姓名？请让我看一下您的手腕带，
王明，为了您的清洁和舒适，一会儿我为您更换床单。由于您不能起床，更换时请配
合我翻身，好吗？需要我协助您床上排便吗？请问还有其他需要吗？请稍等，我去准
备用物。

3. 洗手、评估、戴口罩

（手消液在有效期内）**规范洗手**，操作环境安静整洁，光线充足，温湿度适宜，周
围无患者治疗和进餐，患者能主动配合此次操作，戴口罩。

4. 再次核对

请再次告诉我您的床号和姓名？

5. 移开桌椅

王明，用物准备好了，现在开始更换。移开床旁桌距床旁约 20 cm，移床旁椅距床
尾正中约 15 cm。

6. 卷单扫床

松床尾盖被，将患者枕头移向对侧，协助患者翻身侧卧。王明，请轻轻抬头，我先
将枕头移向对侧，请把您的双手放在胸前，屈膝，跟着我的力量向左翻。我看您一下您
的背部皮肤情况，背部皮肤完好，现在为您更换床单。

松近侧各层床单(中单、橡胶单、大单)，将污中单污物面向内卷于患者身下(图4-2)；
用套上床刷套的床刷清扫橡胶单（图4-3），清扫之后床刷置于床尾大单下，将橡胶单
搭在患者身上（图4-4）；将污大单污物面向内卷于患者身下（图4-5）；清扫床垫（从
床头扫至床尾），床刷置于床尾对侧大单下。

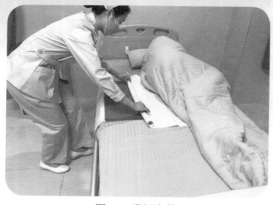

图 4-2 卷污中单   图 4-3 扫橡胶单

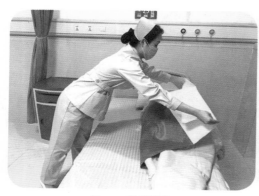

图 4-4 搭橡胶单   图 4-5 卷污大单

7. 铺近侧单（大单、橡胶单、中单）

取清洁大单与床头对齐，展开床头部分及下拉剩余部分至床尾（图 4-6），向近侧展开大单的下层半幅，上层半幅卷起塞于患者身下。包床头角：一手托起床垫，另一手拉紧床头端大单塞入床垫下；左手固定床头床垫角，右手在距床头适宜位置将大单边缘提起，以床沿为界，分为上、下两个三角；右手将下边的三角塞于床垫下；左手拇指支撑大单的折叠角，右手将上半三角拉下；双手将拉下的大单塞于床垫下，床角包成直角。

至床尾同上法包床尾角。双手拉紧大单的中部，放平橡胶单。取清洁中单，中线与橡胶单中缝对齐（图 4-7），展开下半幅于橡胶单上，上半幅塞于患者身下。拉平并绷紧大单、橡胶单及清洁中单塞于床垫下。

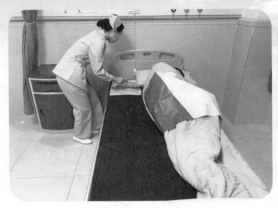

图 4-6 展开大单

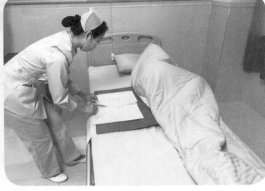

图 4-7 更换中单

8. 移枕改位

走至对侧床旁，王明，请平卧，轻轻抬头，我将枕头移向对侧，我协助您像之前那样翻向对侧，做得很好。

9. 铺对侧单

松开近侧污大单、橡胶单及中单，将污中单污物面向内卷出（图 4-8），置于床尾大单；清扫橡胶单后搭于患者身上；将污大单污物面向内从床头至床尾卷出（图 4-9），包裹中单一起置于护理车污物袋内；清扫床垫，取下床刷套置于医疗垃圾桶，床刷放于护理车下层。拉出清洁大单，同法包床头角、床尾角，放平橡胶单，拉出中单。拉平并绷紧大单、橡胶单及清洁中单塞于床垫下（图 4-10）。

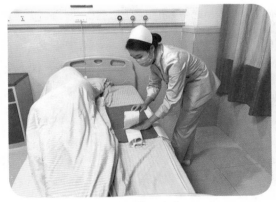

图 4-8 撤污中单

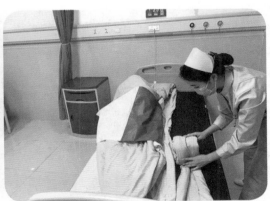

图 4-9 撤污大单

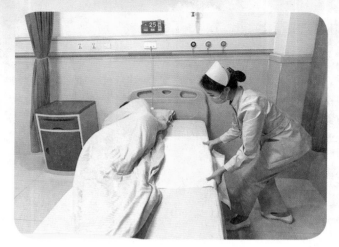

图 4-10 塞好各单

10. 协助平卧

移枕头至床正中协助患者平卧，王明，我协助您平卧。

11. 更换被套

王明，现在为您更换被套。展开棉被各边，铺清洁被套正面向上，开口向床尾，平铺于患者身上，打开清洁被套下 1/3。解开污被套带，将棉胎从被套中呈"S"形撤出，三折于床尾。套棉胎于清洁被套内，将棉胎上缘中部拉至被套上缘中部，充实远侧棉胎角于被套顶角处，展开远侧棉胎平铺于被套内，再充实近侧棉胎角于被套顶角处，展开近侧棉胎平铺于被套内，将下层被套平整的拉向床尾，从上至下铺好床尾棉胎。将清洁被套尾端向上翻折，系带或拉上拉链（先中间后两侧）后平铺于床上；撤出污被套，置于护理车污物袋内；将左、右侧棉被的边缘向内折叠，使其与床沿对齐；将床尾多余棉被向内折叠，使其与床尾沿对齐（信封式折叠）。

12. 更换枕套

王明，现在我为您换枕套，一手托扶患者头颈部，一手将枕头撤出至床尾；将枕芯从枕套中撤出，污枕套置于护理车污物袋内；拍松枕芯，清洁枕套反面朝外，双手伸入枕套内，隔枕套握住枕芯两角，将枕套翻套于枕芯上，使各角充实。

王明，请轻轻抬头，我为您垫回枕头（图 4-11），一手托患者头颈部，一手将枕头置于患者头下，枕头开口背门。

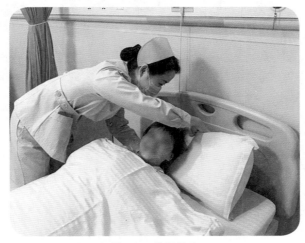

图 4-11 垫回枕头

13. 移回桌、椅

移回床旁桌、床旁椅。

14. 整理用物

请告诉我您的床号和姓名？王明，床单已经为您换好了，现在的卧位舒适吗？**整理床单位**，还有其他需要吗？床旁呼叫器放枕边了，有需要可以随时呼叫我们，请您好好休息。规范洗手，取口罩置于医疗垃圾桶。

15. 报告

报告，用物进行分类处置，操作完毕。

备注：1. 为卧有患者更换床单时，需注意患者的安全，必要时拉起床档。

2. 若枕套是有接缝的，则接缝向下。

🦋 操作过程

表 4-1 卧有患者床更换床单考核标准

考号_____ 姓名_____ 得分_____ 考评人_____

项目		考核要点及要求	分值	扣分	得分
操作准备 （15分）	护士	★符合职业要求（衣、帽、鞋整洁，不佩戴饰品、无浓妆、头发无染色）	4		
	患者	★明确操作目的、方法、配合要点（未告知操作目的、方法、配合要点酌情扣1～3分）	3		
	用物	★用物备齐，按使用顺序放置（每缺少一样物品扣1分，扣完为止；物品未按使用顺序放置扣1分）	5		
	环境	★安静整洁、光线明亮、宽敞安全温湿度适宜，病室内无患者进餐或治疗（环境不合时宜酌情扣分1～3分）	3		
操作过程 （70分）	报幕	★报幕（未报幕扣1分） ★仪表大方、举止端庄、步态轻盈（情绪紧张，精神不饱满，姿态不端正，有上述情况之一扣1分） ★语言流畅、面部表情佳（语言不流畅扣1分；面部表情不佳扣1分）	4		
	核对解释	★核对床号、姓名、手腕带，向患者解释，以取得合作（未核对床号、姓名、手腕带各扣1分；核对不规范扣1分；未解释或解释不妥扣1分）	5		
	洗手、评估、戴口罩	★规范洗手（未洗手或洗手不正确扣1分） ★评估环境（环境准备未口述或陈述不全扣1～2分） ★戴口罩（未戴口罩或戴口罩不规范扣1分）	4		
	再次核对	核对（未核对扣1分）	1		
	移开桌椅	★移开床旁桌距床尾约20 cm ★移床旁椅至床尾正中，距床尾约15 cm （未移桌、椅各扣0.5分；距离不正确或放置不当扣1分；移动时发出声响扣1分）	3		
	卷单扫床	★松床尾盖被（未松扣0.5分） ★移枕（未移枕扣0.5分） ★协助翻身（未协助翻身或指导翻身扣0.5分） ★按序松开近侧中单、橡胶单、大单（未完全松扣1分） ★将中单污面向内卷塞于患者身下（卷单方法错误扣1分） ★扫净橡胶单并搭于患者身上（未扫橡胶单或清扫不全面扣0.5分；橡胶单放置错误扣0.5分） ★将大单污面向内卷塞于患者身下（卷单方法错误扣0.5分） ★扫净床垫（未扫床、扫床方法不正确或扫床不全面扣0.5分）	5		

项目		考核要点及要求	分值	扣分	得分
操作过程（70分）	铺近侧单	★先正确铺近侧清洁大单 ★放平橡胶单 ★取清洁中单对齐中线正面向上铺于橡胶单上 ★对侧中单正面向内卷塞于污中单下 ★大单、橡胶单、中单边缘部位一起塞于床垫下 （铺单方法错误扣2分；顺序错误扣2分；反面在上扣1分；大单、中单、橡胶单不平整扣1～2分；卷法错误扣1分；动作粗暴扣1分；不节力扣1分）	10		
	移枕改位	★移枕至对侧，协助侧卧于铺好的一侧（未移动枕头扣1分；移法不规范、暴露患者隐私扣1分）	2		
	铺对侧单	★松开各层床单（松各层床单方法错误扣1分） ★正确卷污中单（卷单方法错误扣1分） ★扫净橡胶单，搭于患者身上（扫法错误或未扫干净扣1分；未扫扣1分；未正确放置橡胶单扣1分） ★正确卷污大单（卷单方法错误扣1分） ★将污大单、中单置于污物袋内（未置于污物袋扣1分） ★扫净床垫（未扫净床垫扣1分） ★依次铺好清洁大单、橡胶单、中单（铺法错误扣1分；各层不平整扣1分）	10		
	协助平卧	★协助患者平卧（方法不正确扣1分、未做扣1分）	2		
	更换被套	★展开棉被各边 ★正面向上铺清洁被套，开口向床尾，对准中缝展开 ★解开污被套带，将棉胎从被套中呈"S"形撤出，三折于床尾 ★打开清洁被套下1/3，棉胎套清洁被套内 ★撤出污被套 ★将左、右侧棉被的边缘向内折叠，使其与床沿对齐；将床尾多余被筒向内折叠，使其与床尾沿对齐 （更换被套（污、洁）方法不正确扣2分；棉胎折、放错误各扣1分；两侧边缘与床沿不齐扣2分；外观不整洁、美观扣1分）	7		
	更换枕套	★取枕，撤污枕套置于护理车污物袋内，拍松枕芯（取枕错误扣1分；污枕套未置于污物袋内扣1分；未拍松枕芯扣1分） ★在床尾将枕套正确套于枕芯上（套枕套方法不正确扣1分） ★四角充实（角不充实扣1分） ★系带或拉上拉链（未系带或拉上拉链扣1分） ★将枕头置于患者头下（未将枕头置于患者头下扣1分） ★开口处背门（开口未背门扣1分）	8		

续表

项目		考核要点及要求	分值	扣分	得分
操作过程 （70分）	移回桌椅	★移回床旁桌（未移回床旁桌扣1分；发出声响扣0.5分） ★移回床旁椅（未移回床旁椅扣1分；发出声响扣0.5分）	3		
	整理用物	★协助患者取舒适卧位（未安置患者舒适卧位扣1分） ★整理床单位（整理不规范或未整理扣1分） ★询问患者有无其他需要（未询问扣1分） ★规范洗手（未洗手或洗手不正确扣1分） ★取口罩（未取下口罩扣1分）	5		
	报告	★操作结束（未报告扣1分）	1		
操作评价 （15分）	操作状态	★仪表大方、举止端庄、语言流畅、面部表情佳	4		
	操作方法	★操作熟练，动作规范，应用节力原则，无物品掉落（操作不熟练、动作不规范、不节力、物品掉落扣1～4分）	4		
	操作效果	★大单平整、被头充实、枕头四角充实、开口背门、放置正确（大单、盖被、枕头铺放不合格酌情扣分）	4		
	操作时间	★12 min内完成（超时扣1～3分）	3		
合计			100		

五　无菌技术

操作准备

1. 护士准备　着装整洁、规范，修剪指甲，规范洗手，戴口罩。

2. 用物准备

操作台。

治疗车上层：治疗盘（无菌持物钳包、无菌治疗巾包、无菌治疗碗包、无菌手套）、无菌棉签、碘伏、无菌容器（棉球或纱块）、无菌溶液、标签、弯盘、品名卡、3M指示胶带、化学指示卡、手消液。

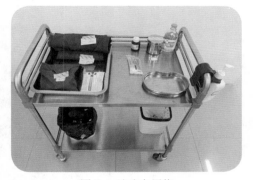

图 5-1　治疗车用物

治疗车下层：生活垃圾桶、医疗垃圾桶。

自备：笔、挂表、口罩。

3. 环境准备　安静整洁、宽敞明亮。

操作过程

推备齐用物的治疗车至操作台旁。

一、报幕

尊敬的评委老师好，我是××号考生，我操作的是无菌技术，指甲已修剪，操作开始。

二、洗手、评估、戴口罩

（手消液在有效期内）规范洗手，操作环境宽敞明亮，操作前 30 min 停止打扫，

减少人员走动，操作台面清洁干燥，适合操作，戴口罩。

三、铺无菌盘

1. 备治疗盘

取出治疗盘内用物，有序摆放于操作台上，端起治疗盘检查（图 5-2），治疗盘清

洁干燥，将治疗盘置于操作台适宜位置。

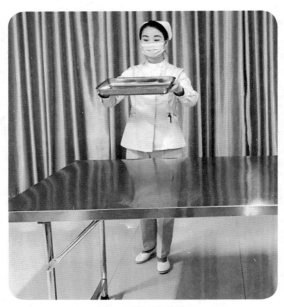

图 5-2 检查治疗盘

2. 无菌持物钳的使用

检查无菌持物钳包，无菌持物钳包在有效期内，3M 指示胶带已变色，包布无潮湿，

无破损。将无菌包放在操作台上逐层打开（近侧不打开），打开无菌包内角时，手不可

触及包布内面，不得跨越无菌区，一手提起近侧，另一手取出无菌持物钳及钳罐（图 5-3）

置于操作台上，在持物罐外标注好开启的日期和时间，无菌持物钳有效期 4 h；取放无菌持物钳时（图 5-4）钳端不可触及容器口边缘及内壁；使用时钳端应闭合向下，不可低于腰部，应在视线之内；到远处取物时应将容器一并转移，就地使用。

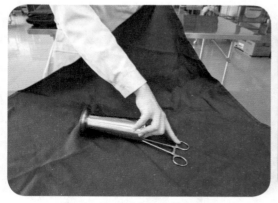

图 5-3　取出无菌持物钳及钳罐

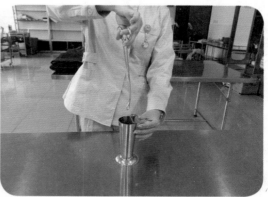

图 5-4　取放无菌持物钳

3. 取无菌治疗巾

检查无菌治疗巾包（图 5-5），无菌治疗巾包在有效期内，3M 指示胶带已变色，包布无潮湿，无破损，用打开无菌持物钳包的方法打开。取出无菌持物钳，另一手捏起包布近侧，用钳夹取化学指示卡，化学指示卡已变色，夹取无菌治疗巾 1 张（图 5-6）置治疗盘内，不能出现跨越或污染，手放下近侧包布，正确放回无菌持物钳。若无菌包内有剩余治疗巾将无菌包按原折痕包好，注明开包日期、时间和签名，已打开的无菌包有效期为 24 h，将包好的无菌包置于治疗车上层。

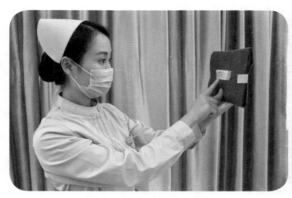

图 5-5　检查无菌治疗巾包

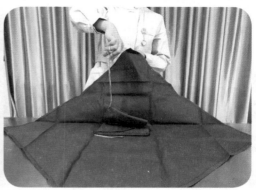

图 5-6　取无菌治疗巾

4. 开巾

双手捏住治疗巾近侧两角轻轻展开双层，由近及远地铺于治疗盘上，上层半幅呈扇形折叠，边缘向外，构成无菌区域。

5. 取无菌治疗碗

检查无菌治疗碗包，无菌治疗碗包在有效期内，3M 指示带已变色，包布无潮湿，无破损，将无菌治疗碗包托在左手，右手打开包布（对侧—左侧—右侧—近侧），抓住四角，左手将治疗碗稳妥地放入治疗盘内（图 5-7），治疗巾置于治疗车下层，用无菌持物钳夹取碗内镊子置于无菌盘，并将 2 个治疗碗分开放置（图 5-8）。

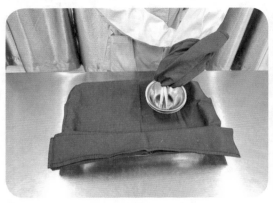
图 5-7 放无菌治疗碗

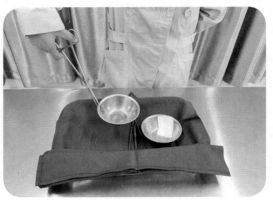
图 5-8 分开无菌治疗碗

6. 倒无菌溶液

持溶液瓶检查瓶签，0.9% 氯化钠溶液已开启，在有效期内，对光检查（倒置摇动一下），溶液澄清透明无絮状物，瓶底瓶身无裂缝（图 5-9）。棉签在有效期内，碘伏在有效期内，用无菌棉签蘸消毒液消毒瓶口 2 次（自下而上）。

手握瓶签部位拿起溶液瓶来回旋转倒出少量溶液至弯盘以冲洗瓶口，再由原处倒出溶液至 1 个无菌治疗碗内，倒溶液时应注意勿将瓶签沾湿，勿使瓶口接触治疗碗边缘，瓶口距治疗碗高度 5 ~ 10 cm（图 5-10）。若溶液是第一次开启，剩余溶液需继续使用应立即盖上瓶塞，并注明开瓶日期和时间。

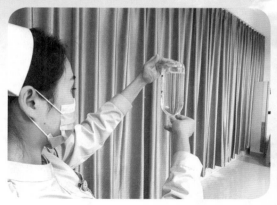
图 5-9　检查无菌溶液

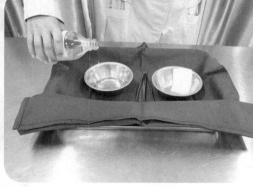
图 5-10　倒无菌溶液

7. 无菌容器

检查无菌容器，品名卡和 3M 指示胶带，无菌容器在有效期内，拧松无菌容器盖，右手取出无菌持物钳，左手打开无菌容器盖，用无菌持物钳在无菌容器内夹取一样无菌物品至无菌盘内（图 5-11）。取物后，应立即将无菌容器盖严，避免无菌物品在空气中暴露过久。

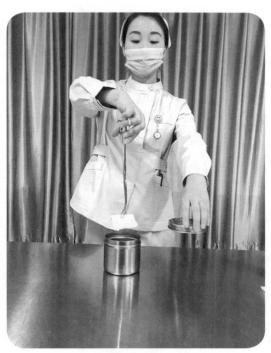
图 5-11　取无菌物品

8. 整理无菌盘

双手捏住治疗巾上层两角的外侧面，拉扇形折叠层覆盖于物品上；上、下层边缘对齐，开口向上折两次，两侧分别向下折一次，用标签注明铺盘名称、日期、时间并签名，标签贴于无菌盘，铺好的无菌盘（图 5-12）有效期为 4 h。

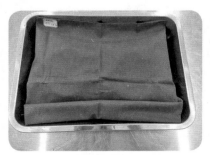

图 5-12 铺好的无菌盘

四、无菌手套

规范洗手，检查无菌盘名称、有效期，取下标签置于生活垃圾桶，开无菌盘。

1. 戴无菌手套

核对无菌手套名称、型号和有效期，一次性无菌手套 × 号在有效期内，包装完好。

【分次提取法】

两只手同时揭开手套袋开口处，一手拿出内物，一手置外包装于生活垃圾桶。将内物置于操作台上展开，一手捏住一只手套的翻折部分（手套内面）取出手套，五指对准戴上；将已戴好的手套的手指插入另一只手套的翻折内面（手套外面）取出手套，另一手将手套的包装置于生活垃圾桶，同法戴好手套，将手套的翻边套在工作服外面。

【一次提取法】

两只手同时揭开手套袋开口处，一手拿出内物，一手置外包装于生活垃圾桶。将内物置于操作台上展开，一手捏住两只手套的翻折部分，取出手套；另一手将手套的包装置于生活垃圾桶（图 5-13），将两只手套掌心相对，先戴一只手，再以戴好手套的手指插入另一手套的翻折内面（图 5-14），同法戴好手套，将手套的翻边套在工作服外面（图 5-15）。

调整手套，使手套和手完全贴合。

操作后，冲去手套上的血渍、污渍，脱手套。

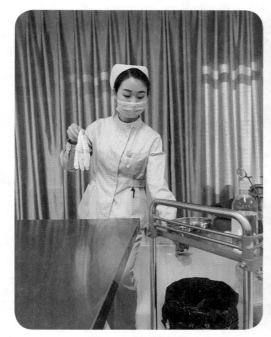

图 5-13 扔手套包装

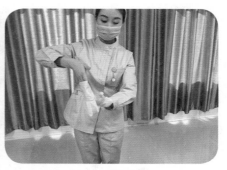

图 5-14 戴手套 1

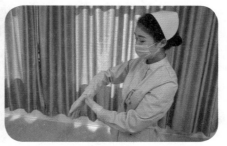

图 5-15 戴手套 2

2. 脱无菌手套

一手捏起另一只手套的腕部外面（图 5-16），翻转脱下露出大拇指，再将脱下手套的大拇指插入另一只手套的内面，将其翻转脱下置于医疗垃圾桶。

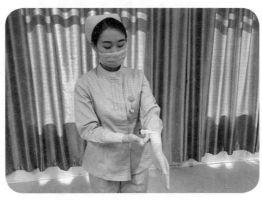

图 5-16 脱手套

五、整理

整理无菌盘，用物有序摆放于治疗车，规范洗手，取口罩置于医疗垃圾桶。

六、报告

报告，用物进行分类处理，操作完毕。

🦋 考核标准

表 5-1 无菌技术考核标准

考号＿＿＿＿＿＿＿＿　　姓名＿＿＿＿＿＿＿＿　　得分＿＿＿＿＿＿＿＿　　考评人＿＿＿＿＿＿＿＿

项目		考核要点及要求	分值	扣分	得分
操作准备（15分）	护士	★符合职业要求（衣、帽、鞋整洁，不佩戴饰品、无浓妆、头发无染色）	5		
	用物	★用物备齐，放置合理（每缺少一样物品扣1分，扣完为止）	6		
	环境	★安静整洁、宽敞明亮（环境不合时宜酌情扣分1～4分）	4		
操作过程（70分）	报幕	★报幕（未报幕扣1分） ★仪表大方、举止端庄、步态轻盈（情绪紧张，精神不饱满，姿态不端正，有上述情况之一扣1分） ★语言流畅、面部表情佳（语言不流畅扣1分；面部表情不佳扣1分）	6		
	洗手、评估、戴口罩	★规范洗手（未洗手或洗手不正确扣1分） ★评估环境（环境未评估或评估不全扣1～2分） ★戴口罩（未戴口罩或戴口罩不规范扣1分）	4		
	铺无菌盘 备治疗盘	★检查治疗盘（未检查治疗盘扣1分；未口述扣1分）	2		
	铺无菌盘 无菌持物钳使用	★检查名称、有效期、灭菌效果、包有无破损及潮湿，并放于清洁、干燥、平坦处（一项未检查扣1分；放置不符合要求扣1分） ★逐层打开无菌包，先外角、再左右角，最后揭开内角，手不可触及和跨越包布内面（触及包布内面一次扣1分） ★取放时钳端不可触及容器口边缘及内壁 ★使用时钳端应闭合向下，不可低于腰部，应在视线之内 ★到远处取物时应将容器一并转移，就地使用 （使用方法不正确酌情扣1～3分）	6		

项目			考核要点及要求	分值	扣分	得分
操作过程 （70分）	铺 无 菌 盘	取无菌 治疗巾	★检查名称、有效期、灭菌效果、包有无破损及潮湿，并放于清洁、干燥、平坦处（一项未检查扣1分；放置不符合要求扣1分） ★逐层打开无菌治疗巾包，先外角、再左右角，最后揭开内角，手不可触及和跨越包布内面（触及包布内面一次扣1分） ★检查包内化学指示卡（未检查指示卡扣1分） ★正确取出无菌治疗巾1张，放于治疗盘内（跨越一次扣1分） ★若一次未用完，需逐层还原包好；注明开包日期及时间（还原方法错误扣1分；未注明扣1分）	8		
		开巾	★双手捏住治疗巾上层两角，轻轻展开，治疗巾上面半幅呈扇形折向对面，边缘向外（打开方法不当扣1分；工作服、手触及治疗巾的内面扣2分；污染严重酌情扣分）	6		
		取无菌 治疗碗	★检查名称、有效期、灭菌效果、包有无潮湿、松散及破损（未查对不得分；查对少一项扣1分） ★正确打开无菌治疗碗包，稳妥地放治疗碗于无菌治疗盘（打开方法不当恰扣1分；跨越一次扣1分；污染一次扣1分）	4		
		倒无菌 溶液	★核对无菌溶液瓶签、名称、浓度、剂量、有效期，检查瓶盖是否松动、瓶身有无裂缝，对光检查溶液澄清度（未查对不得分；未检查药液质量扣1分） ★用消毒液棉签环形消毒2次（消毒方法不恰当扣1分；未消毒扣1分） ★手握瓶签，倒出少量溶液冲洗瓶口，再由原处倒出适量溶液至无菌治疗碗内（手触及盖的内面或瓶口扣1分；标签未向上扣1分；未冲洗瓶口扣1分；倒毕液体顺瓶下流扣1分；倒液时外溅酌情扣1分；沾湿无菌治疗巾扣1分） 备注：首次开启的溶液需注明开瓶日期及时间	9		
		无菌容器 使用法	★检查名称、有效期、灭菌效果（未查对不得分） ★手持无菌容器时，应拖住底部或手持无菌容器外侧壁，不可用手指触及容器边缘及内面（方法不正确扣1分） ★手持容器盖打开，平移离开容器上方，内面向下（或向上）（手触及容器边缘或盖的内面一次扣1分） ★用无菌持物钳从无菌容器内正确夹出无菌物品，持物钳不接触无菌容器开口处边缘，用毕立即盖严（持物钳触及容器边缘一次扣1分；未立即盖上扣1分；未盖严或未盖扣1分）	6		
		盖无菌盘	★将治疗巾边缘对齐盖好，开口处向上反折两次，两侧边缘向下折一次（边缘未对齐扣1分；折法不当扣1分；手触及治疗巾的内面扣1分） ★记录无菌盘名称、铺盘时间并签名，标记于盘外（未注明扣1分）	4		

续表

项目			考核要点及要求	分值	扣分	得分
操作过程（70分）	无菌手套	戴无菌手套	★规范洗手，打开铺好的无菌盘（洗手方法不正确扣1分；打开方法不正确扣1分） ★检查无菌手套型号、灭菌日期，确认无破损（未查对不得分） ★【分次提取法】 一手捏住一只手套的翻折部分（手套内面），取出手套，对准五指戴上；再用戴好无菌手套的手插入另一手套翻折内面（手套外面），同法将手套戴好 【一次提取法】 两手同时揭手套袋开口处，一手捏住手套的翻折部分（手套内面），取出手套，将两只手套五指对准，先戴一只手，再用戴好无菌手套的手插入另一手套翻折内面（手套外面），同法将手套戴好（方法不正确扣1分；严重污染后不更换该项不得分；未扔手套袋扣0.5分；手套与手未完全贴合扣1分；污染一次扣1分；未保持在腰部以上视线范围内扣0.5分）	6		
		脱手套	★一手捏住另一手套腕部外面，翻转脱下，再以脱下手套的手插入另一手套内，将其往下翻转脱下置于医疗垃圾桶（方法不正确扣1分；污染清洁的手扣1分；手套破损扣1分；未妥善处置脱下的手套扣1分）	4		
		整理	★整理用物（整理不规范或未整理扣1～2分） ★规范洗手（未洗手或洗手不正确扣1分） ★取口罩（未取下口罩扣1分）	4		
		报告	★操作结束（未报告扣1分）	1		
操作评价（15分）	操作状态		★仪表大方、举止端庄、语言流畅、面部表情佳	4		
	操作方法		★无菌观念强（无菌观念不强扣2分） ★操作步骤及方法正确（操作顺序颠倒，方法错误扣1～2分）	4		
	操作效果		★物品放置合理，无菌物品的使用符合无菌技术操作原则（整体性差酌情扣1分；不符合无菌技术操作顺序酌情扣2分） ★动作规范、熟练、连贯、轻稳（动作不规范、操作生疏扣1分）	4		
	操作时间		★8 min内完成（超时扣1～3分）	3		
合计				100		

六 穿、脱隔离衣

操作准备

1. 护士准备　着装整洁、规范，取下护士帽换上一次性手术帽（盖住所有的头发），修剪指甲，规范洗手，戴口罩。

2. 用物准备

隔离衣、夹子、衣架（或输液架）、口罩、一次性手术帽、医疗垃圾桶。

备注：隔离衣挂于半污染区，清洁面向外；隔离衣挂于污染区，污染面向外。

3. 环境准备　安静整洁、光线充足、宽敞安全。

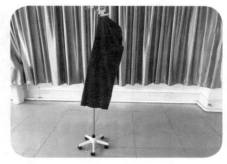

图 6-1　用物

操作过程

戴好圆帽，推备齐用物的衣架（或输液架）至操作场地中央。

1. 报幕

尊敬的评委老师好，我是 ×× 号考生，我操作的是穿、脱隔离衣，指甲已修剪，操作开始。

2. 卷袖、洗手、评估、戴口罩

卷工作服衣袖过肘，双手已洗，环境安静整洁、宽敞安全，适合操作，戴口罩。

3. 穿隔离衣

①穿衣袖（图6-2）。拿隔离衣衣领，从衣架上取下隔离衣，衣内面向自己。右手持衣领，左手伸进袖内，右手将衣领向上拉，露出左手；换左手持衣领，右手伸入袖内，露出右手。

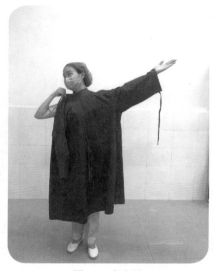

图 6-2　穿衣袖

②系衣领。隔离衣勿触及面部，两手由衣领中部顺着边缘向后系好衣领领扣或系带（图6-3）。

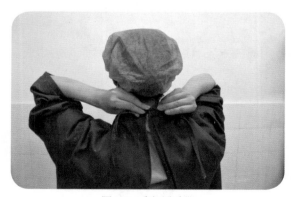

图 6-3　系衣领系带

③系袖口。用手捏住袖口外缘扣或系好袖口（图6-4）。

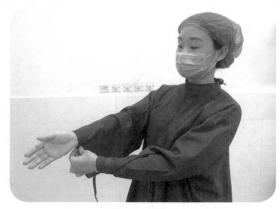

图6-4　系袖口

④系腰带。自两侧衣缝（约腰带下5 cm处）向前拉隔离衣两侧（图6-5），直到看见后襟边缘（图6-6），用手分别捏起外侧边缘，双手在背后将边缘对齐（图6-7），向一侧折叠压紧，以手按住，另一手将腰带拉至背后压住折叠处（图6-8），将腰带在背后交叉，再回到前面，打一活结，穿好隔离衣（图6-9，图6-10）。

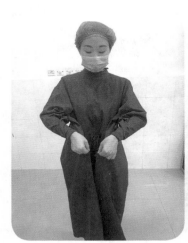

图6-5　找衣缝

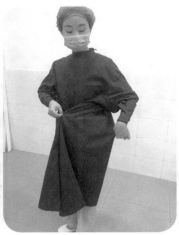

图6-6　找衣边

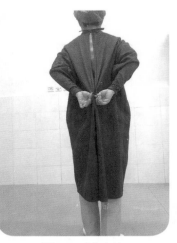

图6-7　对齐衣边

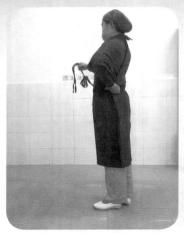

图 6-8 系腰带

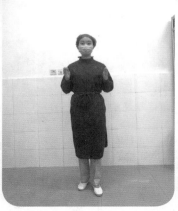

图 6-9 穿好的隔离衣前面观

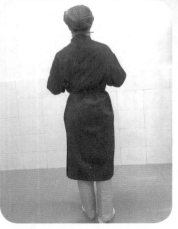

图 6-10 穿好的隔离衣后面观

穿隔离衣口诀：手提衣领穿左手，再伸右手齐上抖，系好领口扎袖口，折襟系腰半屈肘。

4. 脱隔离衣

①解腰带。解开腰带在前面打一活结。

②解袖扣、消毒双手。解开袖扣或袖口系带，衣袖塞入隔离衣外面（图 6-11），充分暴露双手及肘部以上，进行手消毒，口述"双手已刷洗"（或淋湿手臂及双手，用刷子蘸取肥皂水刷洗双手，顺序为前臂→腕部→手背→手掌→手指、指关节、指缝→指尖，每只手 30 s，同法刷洗另一只手，双手再重复刷一次）。

③解衣领。解开衣领的领扣或系带。

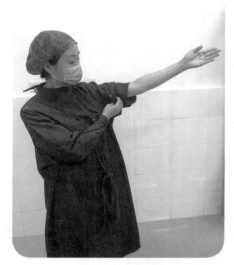

图 6-11 塞衣袖

④脱衣。右手伸入左手衣袖内，下拉衣袖过手（图6-12）。用遮盖的左手捏住右手隔离衣袖外面，下拉右侧袖子（图6-13）。双手逐渐从袖管退出，脱下隔离衣，一手握住两肩缝内侧撤出另一手，将衣领、两边缘对齐（图6-14），用夹子夹好挂于衣架上，清洁面向外。

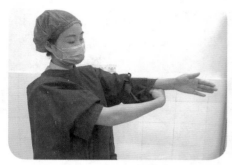
图 6-12 下拉隔离衣袖 1

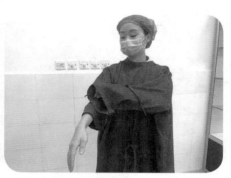
图 6-13 下拉隔离衣袖 2

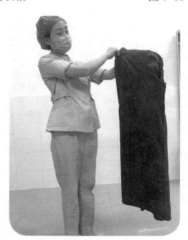
图 6-14 整理隔离衣

脱隔离衣口诀：松开腰带解袖口，塞好衣袖消毒手，解开领口脱衣袖，对好衣领挂上钩。

5. 整理

整理自己的衣袖，取下口罩置医疗垃圾桶。

6. 报告

报告，用物进行分类处理，操作完毕。

🦋 考核标准

表6-1 穿、脱隔离衣考核标准

考号＿＿＿＿＿＿　　姓名＿＿＿＿＿＿　　得分＿＿＿＿＿＿　　考评人＿＿＿＿＿＿

项目		考核要点及要求	分值	扣分	得分
操作准备（15分）	护士	★符合职业要求（衣、帽、鞋整洁，不佩戴饰品、无浓妆、头发无染色，换好一次性手术帽）	6		
	用物	★用物备齐，放置合理（每缺少一样物品扣1分，扣完为止）	4		
	环境	★安静整洁、光线充足、舒适安全（环境不合时宜酌情扣分1～5分）	5		
操作过程（70分）	报幕	★报幕（未报幕扣1分） ★仪表大方、举止端庄、步态轻盈（情绪紧张，精神不饱满，姿态不端正，有上述情况之一扣1～2分） ★语言流畅、面部表情佳（语言不流畅扣1分；面部表情不佳扣1分）	5		
	卷袖、洗手、评估、戴口罩	★长袖工作服需卷袖（长袖工作服未卷袖扣2分） ★洗手（未洗手或洗手不正确扣1分） ★评估环境（环境准备未口述或陈述不全扣1分） ★戴口罩（未戴口罩或戴口罩不规范扣1分）	5		
	穿隔离衣	★穿衣袖 右手持衣领，隔离衣清洁面向自己，左手伸入袖内，右手将衣领向上拉，露出左手 换左手持衣领，右手伸入袖内，左手拉衣领露出右手（污染面向内扣4分；污染扣2～4分；隔离衣外面触及面部、口罩、圆帽等一次扣2分；手未露全扣1分；手持衣领以下污染面扣2分） ★系衣领 双手持衣领中部，由前向后理顺领边，将领扣扣或系好（未扣或系不得分；手法不正确扣1分；污染一次扣2分） ★系袖口 捏住一手袖口外缘，对齐袖口，扣好或系紧袖口；同法扣好或系紧另一袖口（手指接触衣内面一次扣2分；手法不正确扣1分） ★系腰带 自两侧衣缝（约腰带下5 cm处）向前拉隔离衣，直到看见后襟边缘，用手分别捏起边缘，双手在背后将边缘对齐，向一侧折叠压紧，以手按住，另一手将腰带拉在背后压住折叠处，将腰带在背后交叉，再回到前面，打一活结（两手不同高扣1～3分；两边缘未对齐酌情扣2～4分；反折后未遮住工作服扣2～4分；腰带未系好扣1分）	30		

续表

项目		考核要点及要求	分值	扣分	得分
操作过程 （70分）	脱隔离衣	★解腰带 解开腰带，在前面打一活结（腰带掉地扣2分，活结松散扣1分） ★解袖扣、消毒双手 解开两袖口，衣袖塞入隔离衣袖外，充分暴露双手至肘部以上后进行消毒 ★解衣领 解开领扣或系带 ★脱衣 右手伸入左手腕部袖内（清洁面），拉下袖子过手；用遮盖着的左手握住右手隔离衣袖的外面，将袖子拉下，双手逐渐从袖管中退出，右手握住两肩缝内侧撤出左手，左手将衣领、两边缘对齐挂好（脱衣袖方法不正确扣2分；污染一次扣3分；两衣边未对齐扣1～2分；挂放不正确扣4分）	25		
	整理	★整理衣袖（未整理衣袖扣2分） ★取口罩（未取下口罩扣2分）	4		
	报告	★操作结束（未报告扣1分）	1		
操作评价 （15分）	操作状态	★仪表大方、举止端庄、语言流畅、面部表情佳	4		
	操作方法	★隔离观念强（隔离观念不强扣1～2分） ★掌握穿脱隔离衣要领，方法正确（操作顺序颠倒、方法错误扣1～4分）	4		
	操作效果	★隔离衣长短合适，能遮盖工作服 ★穿、脱隔离衣时，无污染 ★手消毒时，隔离衣未被溅湿，也未污染，动作规范、熟练、连贯、轻稳 （整体性差酌情扣2分；动作不规范、操作生疏扣2分）	4		
	操作时间	★4 min内完成（超时扣1～3分）	3		
总分			100		

七　特殊口腔护理

操作准备

1. 护士准备　着装整洁、规范，修剪指甲，规范洗手，戴口罩。

2. 患者准备　明确口腔护理的目的、方法、配合要点。

3. 用物准备

治疗车上层：病历夹（医嘱）、治疗本（护理记录单）、手电筒、无菌盘（治疗碗盛含有漱口液的棉球20个、弯血管钳、无齿镊子、压舌板、纱块2块）、治疗巾2张、弯盘、漱口杯（温开水及吸水管）、棉签、石蜡油、标签、手消液。

治疗车下层：医疗垃圾桶、生活垃圾桶。

自备：笔、挂表、口罩。

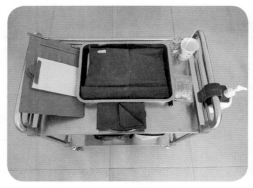

图 7-1　治疗车用物

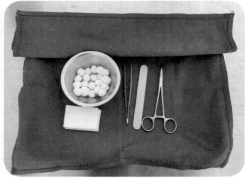

图 7-2　无菌盘用物

4. 环境准备　安静整洁、光线充足、舒适安全。

操作过程

环境为病室内，已整理床单位，推备齐用物的治疗车平床尾。

1. 报幕

尊敬的评委老师好，我是××号考生，我操作的是特殊口腔护理，指甲已修剪，操作开始。

2. 核对解释

请评委老师和我一起核对医嘱和护理记录单，25床王明，特殊口腔护理，谢谢评委老师。**推治疗车至床旁，核对床位卡，25床王明。**（患者称谓：如奶奶、爷爷、叔叔、阿姨、姐姐等）××，您好，我是您的治疗护士，请告诉我您的床号和姓名。请让我看一下您的手腕带（图7-3）。王明，为了保持您口腔清洁，我遵医嘱为您进行口腔护理。口腔护理就是用含有漱口液的棉球擦拭您的口腔，预防口腔疾病。请问您戴有活动性义齿吗？请让我检查一下您的口腔情况。**取手电筒检查患者口腔（可备一压舌板，用压舌板协助评估口腔）**（图7-4），口腔完好。请问还有其他需要吗？请稍等，我去准备用物，放回手电筒。

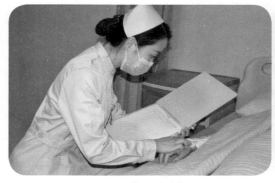

图7-3 核对手腕带

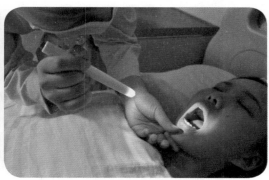

图7-4 检查口腔

3. 洗手、评估、戴口罩

（手消液在有效期内）**规范洗手**，操作环境安静整洁，光线充足，患者能主动配合此次操作，**戴口罩**。

4. 处置前核对

核对医嘱，请再次告诉我您的床号和姓名。请让我再看一下您的手腕带。

5. 取位铺巾

王明，我现在为您护理口腔，请将头轻轻偏向我这边，协助患者偏头（图 7-5）。

我为您铺治疗巾，铺治疗巾于患者颌下，置弯盘于患者口角旁。端无菌盘至床旁桌上，检查无菌盘名称、有效期，口护盘在有效期内，将标签置于生活垃圾桶，开盘。

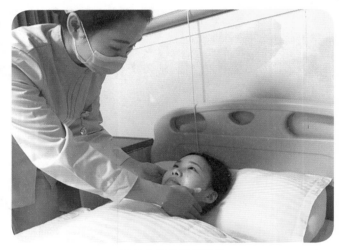

图 7-5 协助患者偏头

6. 清点棉球

清点含有漱口液的棉球，棉球 20 个。

7. 润唇漱口

用棉球（或棉签蘸温开水）湿润口唇（图 7-6），我为您湿润一下口唇，用过的棉球置于弯盘（用过的棉签置于医疗垃圾桶）。协助患者漱口（图 7-7），来，吸点水漱口，请不要吞，吐在弯盘里，托起患者头部，协助患者将漱口水吐至弯盘内，用纱块为患者擦净口唇，将纱块置于医疗垃圾桶。

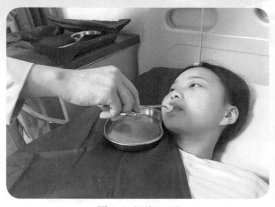
图 7-6 湿润口唇

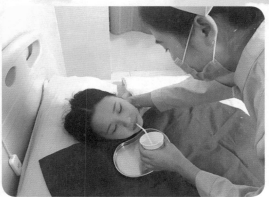
图 7-7 漱口

8. 清洁口腔

王明,请张口,轻轻咬合上下齿,左手持镊垂直向下夹取棉球,右手持钳横向拧棉球至不滴水(图 7-8),用压舌板撑开颊部,纵向擦洗：左外侧面 1[①](图 7-9)→右外侧面 1；放下压舌板,擦洗左上内侧面 1 →左上咬合面 1 →左下内侧面 1 →左下咬合面 1 →左侧颊部 1,同法擦洗右侧：右上内侧面 1(图 7-10)→右上咬合面 1(图 7-11)→右下内侧面 1(图 7-12)→右下咬合面 1(图 7-13)→右侧颊部 1,擦洗硬腭 1(图 7-14)、舌面 1(图 7-15)、舌下 1(图 7-16)和舌底 1(图 7-17)。

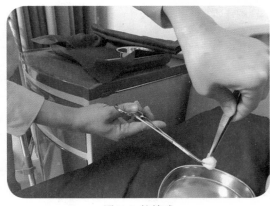
图 7-8 拧棉球

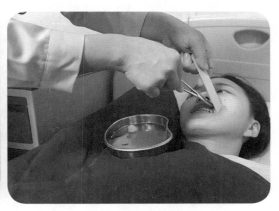
图 7-9 擦洗左外侧面

① 注：数字指棉球的数量,下同；左右以患者为准。

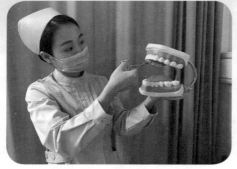

图 7-10 擦洗右上内侧面

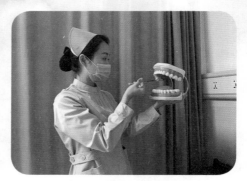

图 7-11 擦洗右上咬合面

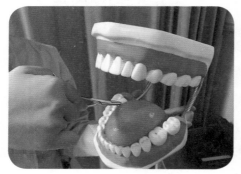

图 7-12 擦洗右下内侧面

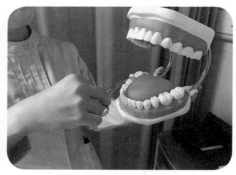

图 7-13 擦洗右下咬合面

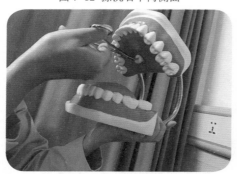

图 7-14 擦洗硬腭

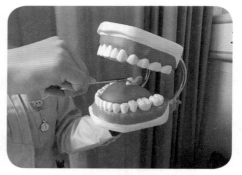

图 7-15 擦洗舌面

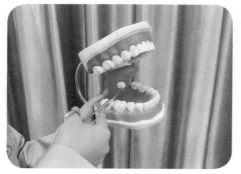

图 7-16 擦洗舌下

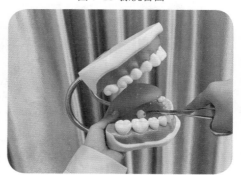

图 7-17 擦洗舌底

9. 检查漱口

用手电筒检查患者口腔有无棉球遗漏，王明，刚刚为您做了口腔护理，请张口，我再为您检查一下口腔，已清洁干净，无棉球遗漏。协助患者再次漱口，来，吸点水漱口，请不要吞，吐在弯盘里，托起患者头部协助患者将漱口水吐至弯盘内，用纱块为患者擦净口唇，将纱块置于医疗垃圾桶。王明，我现在为您的口唇涂上石蜡油，以保护您的口唇，用棉签蘸石蜡油润唇（或用唇膏润唇）。

10. 清点棉球

将未用的棉球倒入污棉球弯盘，端起弯盘离床清点棉球数量（图7-18），棉球20个，弯盘内的棉球倒于医疗垃圾桶，弯盘和弯血管钳置于治疗车下，治疗巾及整个治疗盘内物分类整理后置于治疗车下，若颌下是一次性治疗巾置于医疗垃圾桶。

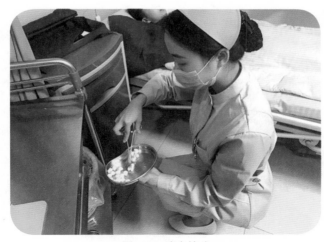

图 7-18 清点棉球

11. 处置后核对

核对医嘱，请再次告诉我您的床号和姓名。请再让我看一下您的手腕带。

12. 整理记录

王明，口腔护理已经为您做完了，现在感觉舒服些了吧。我现在协助您取舒适卧位（移回头部），整理床单位。您还有其他需要吗？床旁呼叫器放枕边了，有需要可以随时呼叫我们，请您好好休息。规范洗手，取口罩置于医疗垃圾桶，记录。

13. 报告

报告，用物进行分类处理，操作完毕。

🦋 医嘱单

医嘱单

姓名：王明　　性别：女　年龄：32 岁　科别：呼吸内科　床号：25 床　住院号：20200298

开始					停止			
日期	时间	医嘱	医生签名	执行者签名	日期	时间	医生签名	执行者签名
2020-11-18	08：00	口腔护理（生理盐水）bid	李清					

🦋 记录单

护理记录单（特殊口腔护理）

姓名：　　　性别：　　　年龄：　　　科别：　　　床号：　　　住院号：

日期	时间	口腔黏膜			气味		口唇干裂		执行者签名
		完好	溃疡	出血	有	无	有	无	

备注：在口腔黏膜、气味、口唇干裂相应的空格处打"√"。

🦋 考核标准

表7-1 特殊口腔护理考核标准

考号_____ 姓名_____ 得分_____ 考评人_____

项目		考核要点及要求	分值	扣分	得分
操作准备（15分）	护士	★符合职业要求（衣、帽、鞋整洁，不佩戴饰品、无浓妆、头发无染色）	4		
	患者	★明确操作目的、方法、配合要点（未告知操作目的、方法、配合要点酌情扣1～3分）	3		
	用物	★用物备齐（每缺少一样物品扣1分，扣完为止）	5		
	环境	★安静整洁、光线明亮、舒适安全（环境不合时宜酌情扣分1～3分）	3		
操作过程（70分）	报幕	★报幕（未报幕扣1分） ★仪表大方、举止端庄、步态轻盈（情绪紧张，精神不饱满，姿态不端正，有上述情况之一扣1分） ★语言流畅、面部表情佳（语言不流畅扣1分；面部表情不佳扣1分）	4		
	核对解释	★核对床号、姓名、手腕带，向患者解释，以取得合作（未核对床号、姓名、手腕带各扣1分；核对不规范扣1分；未解释或解释不妥扣1分） ★评估患者口腔情况（未评估患者口腔扣2分）；有活动性义齿需取下者，协助取下	7		
	洗手、评估、戴口罩	★规范洗手（未洗手或洗手不正确扣1分） ★评估环境（环境准备未上述或陈述不全扣1～2分） ★戴口罩（未戴口罩或戴口罩不规范扣1分）	4		
	处置前核对	★再次核对（未再次核对扣1分）	1		
	取位铺巾	★协助患者头偏一侧（体位不当扣1分，未协助患者扣1分） ★铺治疗巾于颌下（未铺治疗巾扣1分） ★弯盘置口角旁（未置弯盘或置弯盘位置错误扣1分）	4		
	清点棉球	★清点棉球数量（未清点扣2分）	2		
	润唇漱口	★用漱口液的棉球擦拭口唇（润唇不当或未润唇扣1～2分） ★协助患者漱口（未漱口或漱口方法不当扣2分） ★协助吐进弯盘并擦拭口角（未擦拭扣1分）	5		

续表

项目		考核要点及要求	分值	扣分	得分
操作过程 （70分）	清洁口腔	★牙齿外侧：用压舌板轻轻撑开一侧颊部，纵向清洁牙齿的左外侧面、右外侧面至门齿 ★嘱患者张口，依次擦洗牙齿的左上内侧面、左上咬合面、左下内侧面、左下咬合面、左侧颊部（弧形清洁颊部） ★同法擦洗右侧 ★硬腭部：由内向外清洁 ★舌及舌下：由舌根向舌尖呈"Z"字形清洁舌面，嘱患者轻轻翘舌，清洁舌下及舌底 （一次棉球的干湿度不适宜扣1分；血管钳钳端暴露或碰伤黏膜扣3分；清洁方法不正确扣3分；清洁顺序不正确扣3分；一次清洁不到位扣2分；未指导患者扣1分；人文关怀不到位扣2分）	25		
	检查漱口	★检查口腔是否清洁干净，有无遗漏棉球（未检查口腔扣2分，未口述口腔情况扣1分） ★再次漱口（漱口方法不当或未漱口扣1～2分） ★擦净口唇（未擦拭或未口述扣1～2分）	6		
	清点棉球	★清点棉球（未清点棉球数量扣2分） ★撤去弯盘和治疗巾（未撤弯盘和治疗巾扣1～2分）	4		
	处置后核对	★再次核对（未再次核对扣1分）	1		
	整理记录	★协助患者取舒适卧位（未安置患者舒适卧位扣1分） ★整理床单位（整理不规范或未整理扣1分） ★询问患者有无其他需要（未询问扣1分） ★规范洗手（未洗手或洗手不正确扣1分） ★取口罩（未取下口罩扣1分） ★记录（未记录扣1分）	6		
	报告	★操作结束（未报告扣1分）	1		
操作评价 （15分）	操作状态	★仪表大方、举止端庄、语言流畅、面部表情佳	4		
	操作方法	★操作熟练，动作规范，无物品掉落（操作不熟练、动作不规范、物品掉落扣1～4分）	4		
	操作效果	★患者感觉舒适、口腔润泽、无异味；口腔黏膜及牙龈无损伤、无出血（酌情扣1～4分）	4		
	操作时间	★8 min内完成（超时扣1～3分）	3		
总分			100		

八　鼻饲法

操作准备

1. 护士准备　着装整洁、规范，修剪指甲，规范洗手，戴口罩。

2. 患者准备　明确鼻饲的目的、方法、配合要点，学会深呼吸和做吞咽动作。

3. 用物准备

多功能护理模拟人。

治疗车上层：病历夹（医嘱单）、治疗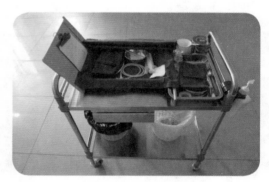
本（护理记录单）、无菌容器、贴有标记的
鼻饲液（牛奶 200 mL　38 ℃ ~ 40 ℃）、水
杯（温开水）、吸管；大治疗盘 [治疗碗（石
蜡油、纱块及平镊）、弯盘、治疗巾 2 张、

图 8-1　治疗车用物

压舌板、不含针头的 50 mL 注射器、胃管、纱块 4 块（1 块擦水温计、1 块擦胃管、1 块
擦眼泪、1 块固定胃管末端）]；小治疗盘 [水温计、手电筒、弯盘、纱块 4 块（1 块
擦胃管、1 块清洁口鼻面部、1 块擦拭口角、1 块擦净松节油）、一次性薄膜手套、治疗巾、
胶布、松节油、无菌盘标签、胃管标签、无菌棉签、别针]、手消液。

治疗车下层：生活垃圾桶、医疗垃圾桶。

自备：笔、挂表、口罩，必要时备锐器盒（放注射器针头及别针）。

4. 环境准备　安静整洁、光线充足、舒适安全。

操作过程

环境为病室内，已整理床单位，推备齐用物的治疗车平床尾。

一、报幕

尊敬的评委老师好，我是××号考生，我将进行的操作是鼻饲法，用物准备完毕，指甲已修剪，操作开始。

二、置管

1. 核对解释

请评委老师和我一起核对医嘱和护理记录单，25 床王明，鼻饲牛奶 200 mL，谢谢评委老师。推治疗车至床旁，核对床位卡，25 床王明。（患者称谓：如奶奶、爷爷、叔叔、阿姨、姐姐等）××，您好，我是您的治疗护士，请告诉我您的床号和姓名。请让我看一下您的手腕带 (图8-2)。王明，由于您不能经口进食，我遵医嘱为您安置胃管，以便从管内注入流质食物、水分和药物。请问您插过胃管吗？插胃管就是将胃管从您的鼻腔经咽喉、食管插入胃内的方法。我检查一下您的鼻腔情况，用手电筒检查鼻腔。鼻腔

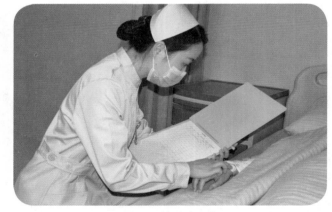

图 8-2 核对手腕带

黏膜完好，请呼气，再呼气，两侧鼻腔通畅，待会儿在您左侧鼻腔插管，好吗？放回手电筒，在插管过程中有一些不适，请您跟着我的指示做吞咽动作和深呼吸，请咽一下口水，您的吞咽功能是正常的。为了插管顺利，我将床头摇高 30°～40°，请躺好。至床尾摇高床头，这样的高度您还适应吗？回到床旁，请问您还有其他需要吗？请稍等，我去准备用物。

2. 洗手、评估、戴口罩

（手消液在有效期内）规范洗手，操作环境安静整洁，光线充足，患者能主动配合此次操作，戴口罩。

3. 处置前核对

请再次告诉我您的床号和姓名。请让我再看一下您的手腕带。

4. 铺巾置盘

王明，马上为您插管了，请您配合。检查无菌盘名称、有效期，无菌盘在有效期内，将标签置于生活垃圾桶，开无菌盘。王明，我为您铺治疗巾，我找一下您剑突位置（图8-3），在这里，给您做个标记，请您不要动。放弯盘于患者口角旁，准备 3 条长短适宜的胶布贴于小治疗盘内边缘。棉签在有效期内，用无菌棉签蘸温开水清洁右侧鼻腔 2次，王明，我为您清洁鼻腔，有点痒，请配合一下，用过的棉签置于弯盘。

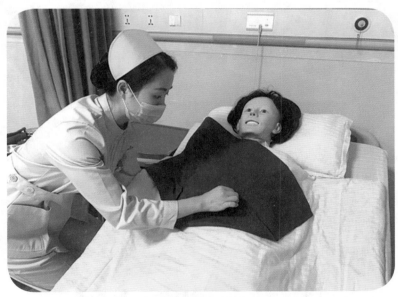

图 8-3 标记剑突

5. 测长润管

　　用镊子夹一块纱块置于盘曲的胃管上靠近胃管末端，左手用纱块托起胃管，右手用 50 mL 注射器向胃管内注少量空气检查胃管是否通畅（图 8-4），胃管通畅，关闭封帽。右手用镊子夹取胃管头端，测量插管长度，王明，我测量一下插入胃管的长度，我采用的测量方法是前额发际到剑突的距离（图 8-5），50 cm。将胃管前端置于有石蜡油纱块的治疗碗内，右手用镊子夹石蜡油纱块润滑胃管前端 10 ~ 20 cm（图 8-6），置石蜡油纱块于口角旁弯盘内。

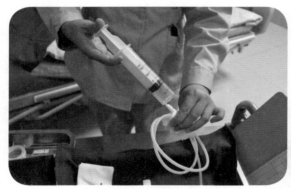

图 8-4 检查胃管

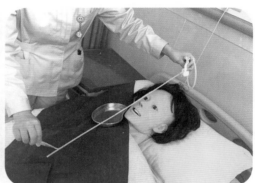

图 8-5 测量插管长度

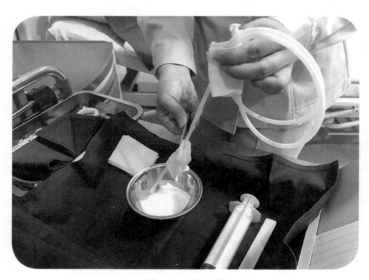

图 8-6 润滑胃管

6. 核对插管

核对医嘱，请再次告诉我您的床号和姓名。 25床王明，现在我为您插管，请放松。左手持纱块托住胃管，右手用镊子持胃管的头端沿患者**左侧鼻腔缓缓插入（图 8-7）**，插至 10 ~ 15 cm 时请患者做吞咽动作，吞，再吞，很好，马上就好了，顺势将胃管插至所需刻度。插管过程中，患者出现呛咳、呼吸困难、紫绀等情况，表明误入气管，应立即拔管，休息片刻后重新插入，插至 50 cm。

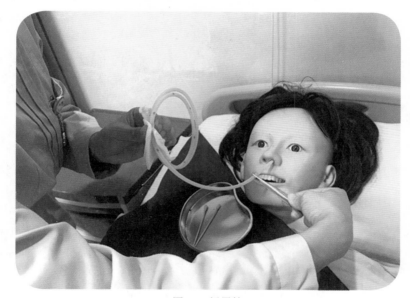

图 8-7 插胃管

7. 验证固定

用压舌板检查口腔有无胃管盘曲（图 8-8），请张口，口腔内无胃管盘曲，压舌板置于口角旁弯盘内。用胶布初步将胃管固定于**鼻翼**，检查胃管是否在胃内方法有三种，我首选的是用注射器连接胃管末端抽胃液，见有胃液流出证明胃管在胃内（图 8-9）。另外两种分别是将胃管末端放于盛水碗中，无气泡溢出证明胃管在胃内；将听诊器置于患者胃部，用注射器快速注入 10 mL 空气，能听到气过水声证明胃管在胃内（后两种可仅口述），取纱布为患者擦眼泪，我为您擦一下眼泪。将胃管封帽关闭，用胶布将胃管固定于面颊部。

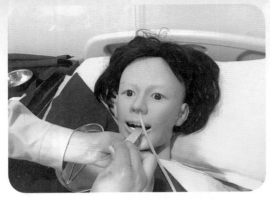

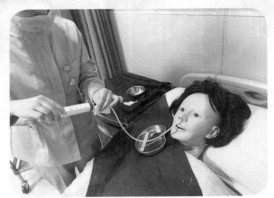

图 8-8　检查胃管是否在口腔盘曲　　　　　　　图 8-9　抽吸胃液检查胃管是否在胃内

8. 灌注处置

用水温计测量鼻饲液温度，用纱块擦水温计后读数，温度为 39 ℃，纱块置于医疗垃圾桶。将胃管封帽打开，用注射器注入少量温开水（10 ~ 20 mL），我现在为您注入少量温开水湿润胃管。用抽好牛奶的注射器在操作者掌侧前臂下段试温，注入鼻饲液（牛奶）50 mL×4 次，我现在遵医嘱为您注入 38 ℃ ~ 40 ℃的牛奶 200 mL，每次注入量不可超过 200 mL，间隔时间不少于 2 h，我再为您注入少量温开水冲洗胃管。用过的注射器置于弯盘，将胃管封帽关闭，纱块置于弯盘。取无菌纱块包裹胃管末端（图 8-10），反折后用胶布缠好置于患者枕边，撤去弯盘和治疗巾连同无菌盘内用物一起分类整理后置于治疗车下层。用别针固定胃管末端于衣领下方（图 8-11），在靠近胃管末端处适宜位置贴好胃管标识（图 8-12），普通胃管每周更换 1 次，硅胶胃管每月更换 1 次。

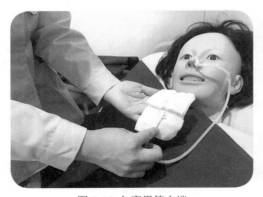

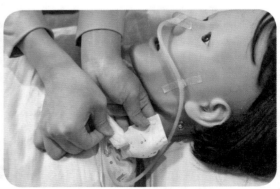

图 8-10　包裹胃管末端　　　　　　　　　　图 8-11　固定胃管于衣领下

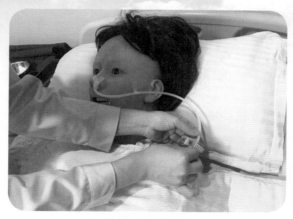

图 8-12 置管标识

9. 处置后核对

核对医嘱, 请再次告诉我您的床号和姓名。请再让我看一下您的手腕带。

10. 整理记录

王明,牛奶已经注入您的胃内了,请您保持这个体位 20 ~ 30 min,防止刚注入的牛奶反流;也请您和您的家人不要牵拉胃管,防止胃管滑脱、扭曲、受压等。呼叫器放您枕边了,如果有什么需要请及时呼叫我们,那您好好休息。**整理床单位及用物,规范洗手,记录。**

三、拔管

遵医嘱,拔出胃管。

1. 核对拔管

核对医嘱和护理记录单,核对床位卡, 25 床王明。您好,请告诉我您的床号和姓名。25 床王明,请让我看一下手腕带。王明,您现在能经口进食,我遵医嘱为您拔出胃管,请您配合。**规范洗手。**

取下衣领下的别针置于治疗车下或锐器盒,胃管末端置于枕边,铺治疗巾于患者颌下并放好弯盘,取下面颊和鼻翼处的胶布置于弯盘,戴薄膜手套。左手取一块纱块置于患者鼻孔下方,将胃管末端缠绕于右手上开始拔管, 王明,现在我为您拔出胃管（图8-13），请深吸一口气，慢慢呼气，拔至咽喉部，请屏气，快速拔出剩余胃管。右手边拔，左手用纱块擦拭胃管，拔管动作保持连续。用纱块包裹抽出的胃管盘放于手中，拔出的胃管完整，脱手套包裹一起置于医疗垃圾桶。用纱块清理口鼻面部，我为您擦一下鼻面部，用无菌棉签蘸松节油擦去胶布痕迹，松节油在有效期内，王明，我现在用松节油擦去您脸上胶布痕迹，棉签置于弯盘，取纱块擦净松节油，纱块置于弯盘。

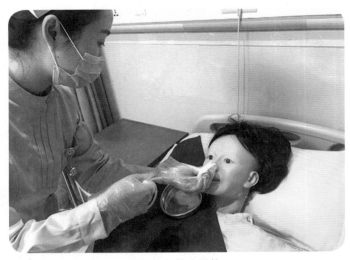

图8-13 拔出胃管

协助患者漱口，请喝一口水，不要吞，吐在弯盘里，托起患者头部协助患者将漱口水吐在弯盘里，用纱块擦净口角，纱块置于弯盘，撤下弯盘和治疗巾。

2. 核对、整理、记录

请再次告诉我您的床号和姓名。请再让我看一下您的手腕带。王明，胃管已经拔出，您这个体位已经很久了，我现在将您的床头摇平，请躺好，您现在的卧位舒适吗？整理床单位，您还有什么需要吗？床旁呼叫器放枕边了，有需要可以随时呼叫我们，请您好好休息。整理用物，规范洗手，取口罩置于医疗垃圾桶，记录。

3. 报告

报告，用物进行分类处理，操作完毕。

医嘱

医嘱单

姓名：王明　性别：女　年龄：32 岁　科别：呼吸内科　床号：25 床　住院号：20200298

日期	时间	医嘱	医生签名	执行时间	执行者签名
2020-11-18	08：30	鼻饲牛奶 200 mL	李清		
2020-11-22	20：00	拔出胃管	李清		

记录单

护理记录单（鼻饲法）

姓名：　　　性别：　　　年龄：　　　科别：　　　床号：　　　住院号：

日期	时间	内容	执行者签名

考核标准

表 8-1 鼻饲法考核标准

考号＿＿＿＿＿＿　姓名＿＿＿＿＿＿　得分＿＿＿＿＿＿　考评人＿＿＿＿＿＿

项目		考核要点及要求	分值	扣分	得分
操作准备（15分）	护士	★符合职业要求（衣、帽、鞋整洁，不佩戴饰品、无浓妆、头发无染色）	4		
	患者	★明确操作目的、方法、配合要点（未告知操作目的、方法、配合要点酌情扣 1～3 分）	3		
	用物	★用物备齐（每缺少一样物品扣 1 分，扣完为止）	5		
	环境	★安静整洁、光线明亮、舒适安全（环境不合时宜酌情扣分 1～3 分）	3		

续表

项目			考核要点及要求	分值	扣分	得分
操作过程 （70分）		报幕	★报幕（未报幕扣1分） ★仪表大方、举止端庄、步态轻盈（情绪紧张，精神不饱满，姿态不端正，有上述情况之一扣1分） ★语言流畅、面部表情佳（语言不流畅扣1分；面部表情不佳扣1分）	4		
	置管	核对解释	★核对床号、姓名、手腕带，向患者解释，以取得合作（未核对床号、姓名、手腕带各扣1分；核对不规范扣1分；未解释或解释不妥扣1分） ★评估患者鼻腔情况（未评估患者鼻腔扣1分；未判断通气情况扣1分） ★取坐位、半坐位或右侧卧位（未安置体位或取体位不当扣1分）	6		
		洗手、评估、戴口罩	★规范洗手（未洗手或洗手不正确扣1分） ★评估环境（环境准备未口述或陈述不全扣1～2分） ★戴口罩（未戴口罩或戴口罩不规范扣1分）	4		
		处置前核对	★再次核对（未再次核对扣1分）	1		
		铺巾置盘	★无菌盘放于床旁桌上（未放或放置不当扣0.5分） ★开无菌盘（开盘方法不当扣0.5分） ★铺治疗巾于患者颌下（未铺或铺巾不当扣0.5分） ★标记剑突位置（剑突位置未标记扣1分） ★弯盘置于患者口角旁（弯盘未放或放置不当扣0.5分） ★准备胶布（未准备胶布扣0.5分） ★用棉签蘸少许温开水清洁鼻腔（清洁方法不当扣0.5分；棉签蘸水过多扣0.5分）	5		
		测长润管	★检查胃管是否通畅（未检查胃管扣1分） ★测量胃管插入长度（测量长度方法不正确扣1分，未口述插管长度扣1分） ★用石蜡油纱布润滑胃管前段（润滑胃管方法不正确扣1分；未润滑扣1分）	5		
		核对插管	★核对医嘱（未核对扣1分） ★清醒患者： 一手用纱布托住胃管，另一手持镊沿洁侧鼻腔缓缓插入，至咽喉部时（约10～15 cm）嘱患者做吞咽动作，迅速将胃管插入至所需长度 昏迷患者： 插管前应取去枕仰卧，头后仰，当胃管插入15 cm（会厌部）时，托起患者头部使下颌靠近胸骨柄，以增加咽喉部通道的弧度 （插胃管手法不规范扣1分；未指导患者配合方法扣2分；指导患者不当扣1分；插管动作粗暴扣2分；未正确处理插胃管过程中的问题（口述）扣4分）	10		
		验证固定	★验证胃管在胃内（未验证或验证方法不当扣3分） ★用胶布固定胃管（固定不牢或固定不美观各扣0.5分）	4		

项目		考核要点及要求	分值	扣分	得分
操作过程 （70分）	置管	**灌注处置** ★胃管末端接注射器缓慢注入少量温开水 10 ～ 20 mL（注温开水方法或剂量不当各扣 1 分） ★缓慢注入适宜流质饮食（注入流质饮食方法不当扣 2 分） ★再次缓慢注入少量温开水 10 ～ 20 mL（注温开水方法或剂量不当各扣 1 分） ★胃管封帽盖紧（未盖紧扣 1 分） ★用纱布包裹并反折（未用纱布包裹或包裹不当扣 1 分；未反折扣 1 分） ★用别针固定（未用别针固定扣 1 分） ★贴好胃管标签（未贴标签及写好置管时间扣 1 分）	10		
		核对整理记录 ★嘱患者维持原体位 20 ～ 30 min，昏迷患者去枕仰卧头偏一侧（未嘱咐或体位不当扣 1 分） ★向患者及家属交代注意要点（未交代扣 1 分） ★整理床单位和用物（整理不规范或未整理扣 1 分） ★规范洗手（未洗手或洗手不正确扣 1 分） ★记录（未记录或记录不正确扣 1 分）	5		
	拔管	**核对拔管** ★核对，解释（未核对、解释各扣 1 分） ★取下别针，铺治疗巾，将弯盘置于患者颌下，揭去胶布（未取别针扣 1 分；弯盘放置不当、未揭胶布扣 1 分） ★戴薄膜手套（未戴薄膜手套扣 1 分） ★嘱患者深呼吸，缓慢呼气，轻柔拔出，拔至咽喉部处速度要快（未嘱患者深呼吸扣 1 分；拔胃管方法不当扣 1 分） ★拔出的胃管盘放于手中，脱手套包裹（拔出的胃管放置不当扣 1 分；未脱手套或脱手套方法不当扣 1 分） ★擦去胶布痕迹（未擦胶布痕迹扣 1 分） ★协助患者漱口或做口腔护理（未漱口或未做口腔护理扣 1 分）	10		
		核对整理记录 ★再次核对（未核对扣 1 分） ★协助患者取舒适卧位（未安置患者舒适卧位扣 0.5 分） ★整理床单位（整理不规范或未整理扣 0.5 分） ★询问患者有无其他需要（未询问扣 0.5 分） ★规范洗手（未洗手或洗手不正确扣 1 分） ★取口罩（未取下口罩扣 0.5 分） ★记录（未记录扣 1 分）	5		
	报告	★操作结束（未报告扣 1 分）	1		
操作评价 （15分）	操作状态	★仪表大方、举止端庄、语言流畅、面部表情佳	4		
	操作方法	★操作熟练、动作规范，无物品掉落（操作不熟练、动作不规范、物品掉落扣 1 ～ 4 分）	4		
	操作效果	★患者感觉舒适、置管正确、能正确注流质饮食（置管方法不正确、指导患者不当扣 1 分；未正确灌注流质饮食扣 2 分）	4		
	操作时间	★9 min 内完成（超时扣 1 ～ 3 分）	3		
合计			100		

九 生命体征的测量

操作准备

1. 护士准备　着装整洁，规范，修剪指甲，规范洗手，戴口罩。

2. 患者准备　保持情绪稳定，愿意配合。

3. 用物准备

治疗车上层：病历夹（医嘱）、治疗本（护理记录单）、治疗盘、体温盒（铺有干纱布）、体温计、治疗碗2、干纱块、含氯消毒液纱块、弯盘、血压计、听诊器、手消液。

治疗车下层：医疗垃圾桶、生活垃圾桶。

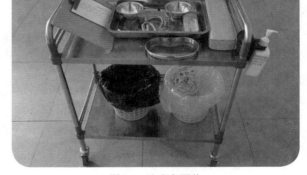

图 9-1 治疗车用物

自备：笔、挂表、口罩。

4. 环境准备　安静整洁、光线充足、舒适安全。

操作过程

环境为病室内，已整理床单位，推备齐用物的治疗车平床尾。

1. 报幕

尊敬的评委老师好，我是 ×× 号考生，我操作的是生命体征的测量，指甲已修剪，操作开始。

2. **核对解释**

请评委老师和我一起核对医嘱和护理记录单，25 床王明，生命体征的测量，谢谢评委老师。推治疗车至床旁，核对床位卡，25 床王明。（患者称谓：如奶奶、爷爷、叔叔、阿姨、姐姐等）××，您好，我是您的治疗护士，请告诉我您的床号和姓名？请让我看一下您的手腕带（图9-2）。王明，由于您病情需要，我遵医嘱为您测量体温、脉搏、呼吸、血压，请问您半小时内有进食吗？有剧烈运动吗？有喝过热水吗？请让我检查一下您对侧腋窝皮肤情况。关闭门窗，拉起床围，**解开患者上衣检查腋窝皮肤**，皮肤完好；请您伸出右手，让我检查一下您右上肢皮肤（**查看右手腕部和上臂皮肤情况**），皮肤完好；请您活动一下上肢，上肢活动自如，衣服宽松，一会儿我们就选择这侧测量血压，好吗？请问还有其他需要吗？请稍等，我去准备用物。

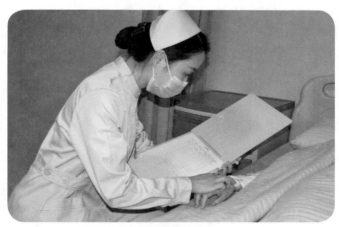

图 9-2 核对手腕带

3. **洗手、评估、戴口罩**

（手消液在有效期内）规范洗手，操作环境安静整洁，光线充足，温湿度适宜，患者能主动配合此次操作，**戴口罩**。

4. 操作前核对

核对医嘱, 请再次告诉我您的床号和姓名?请让我再看一下您的手腕带。

5. 测体温

王明,用物准备好了,我现在为您测量体温,我先为您清理一下对侧腋下汗液,用干纱块清理腋下汗液(图9-3),纱块置于医疗垃圾桶;检查体温计并放于对侧腋窝深处,体温计完好,在35 ℃以下,我为您放体温计(图9-4),请屈臂过胸,夹紧体温计,保持这个姿势10 min。

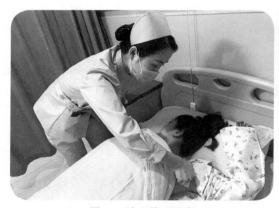
图9-3 清理腋下汗液

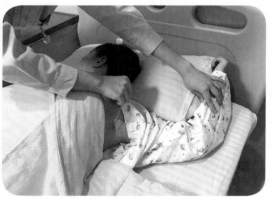
图9-4 放体温计

6. 测脉搏、呼吸

我现在为您测量脉搏,请您伸出右手。

测脉搏(图9-5):操作者蹲于床旁,左手看表,右手以食指、中指、无名指的指端按压在患者桡动脉上,按压轻重以能清晰触及脉搏搏动为宜。一般患者测量时间30 s,将所测数值乘以2,即为每分钟脉搏数;若为特殊患者,测量时间1 min。

测呼吸(图9-6):保持诊脉姿势,观察患者胸部或腹部的起伏,一起一伏为一次呼吸,测量时间30 s,所得数值乘以2,即为每分钟呼吸数。危重患者呼吸微弱不易观察时,可用少许棉花置于患者鼻孔前,观察棉花吹动情况,计数1 min,王明,您的脉搏80次/min,呼吸18次/min。

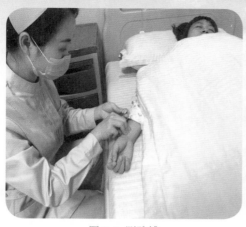
图 9-5　测脉搏

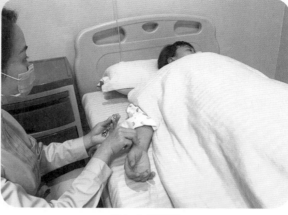
图 9-6　测呼吸

7. 测血压

我现在为您测血压（图 9-7），揭开必要的盖被，我帮您把袖子卷起来，请配合我。

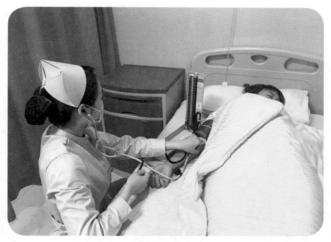
图 9-7　测血压

（1）取坐位或仰卧位，被测肢体肱动脉和心脏处于同一水平线，坐位平第四肋，仰卧位平腋中线；

（2）卷袖露臂，请掌心向上，肘部伸直，放平血压计于臂旁，开启水银槽开关；

（3）驱尽袖带内空气，平整缠于上臂，袖带下缘距肘窝 2～3 cm，松紧以能放入一指为宜，取听诊器放好耳件，操作者在床旁蹲下；

（4）触摸肱动脉，将听诊器胸件放于肱动脉搏动最明显处，左手固定听诊器胸件，关闭气门，王明，请问您有高血压吗？右手握橡皮球，充气至肱动脉音消失再升高 20 ~ 30 mmHg；

（5）每秒 4 mmHg 速度缓慢放气，注意肱动脉声音和水银柱刻度变化；

（6）当听到第一声搏动音时水银柱所指的刻度为收缩压；当搏动声突然减弱或消失，此时水银柱所指的刻度为舒张压。

您的血压 100/70 mmHg。操作者置听诊器于治疗车下，取下袖带，排尽血压计袖带余气，将血压计拿起离床右倾 45°，使水银回流至槽内，关闭水银槽开关，整理血压计置于治疗车下，整理患者衣袖和盖被。

8. 读体温计

看时间，王明，体温测量已到 10 min 了，请让我把体温计取出来，正确持体温计，用含氯消毒液纱块擦拭体温计(图9-8)，纱块置于医疗垃圾桶内，5 s 内准确读出体温(图9-9)，体温是 36.7 ℃，读数后将体温计放入弯盘内，连同弯盘一起置于治疗车下。

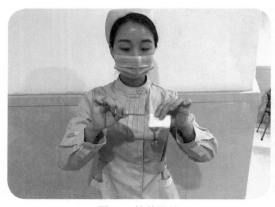

图 9-8 擦体温计

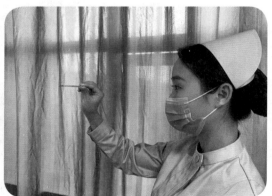

图 9-9 读体温计

9. 处置后核对

核对医嘱，请再次告诉我您的床号和姓名？请再让我看一下您的手腕带。

10. 整理记录

王明，您的体温是 36.7 ℃，脉搏是 80 次 /min，呼吸是 18 次 /min，血压

100/70 mmHg，我将把测量结果及时报告给您的主治医生。现在的卧位舒适吗？整理床单位，还有其他需要吗？床旁呼叫器放枕边了，有需要可以随时呼叫我们，请您好好休息。收起床围，打开门窗。规范洗手，取口罩置于医疗垃圾桶，记录。

11. 报告

报告，用物进行分类处理，操作完毕。

医嘱

医嘱单

姓名：王明　　性别：女　年龄：32岁　科别：呼吸内科　床号：25床　住院号：20200298

日期	时间	医嘱	医生签名	执行时间	执行者签名
2020-11-18	08：30	测量体温、呼吸、脉搏、血压	李清		

记录单

护理记录单（生命体征测量）

姓名：　　　性别：　　　年龄：　　　科别：　　　床号：　　　住院号：

日期	时间	体温（T）	脉搏（P）	呼吸（R）	血压（BP）	执行者签名

🦋 考核标准

表 9-1 生命体征的测量考核标准

考号＿＿＿＿＿＿＿＿　　姓名＿＿＿＿＿＿＿＿　　得分＿＿＿＿＿＿＿＿　　考评人＿＿＿＿＿＿＿＿

项目		考核要点及要求	分值	扣分	得分
操作准备 （15分）	护士	★符合职业要求（衣、帽、鞋整洁，不佩戴饰品、无浓妆、头发无染色）	4		
	患者	★明确操作目的、方法、配合要点（未告知操作目的、方法、配合要点酌情扣1～3分）	3		
	用物	★用物备齐（每缺少一样物品扣1分，扣完为止）	5		
	环境	★安静整洁、光线明亮、舒适安全（环境不合时宜酌情扣分1～3分）	3		
操作过程 （70分）	报幕	★报幕（未报幕扣1分） ★仪表大方、举止端庄、步态轻盈（情绪紧张，精神不饱满，姿态不端正，有上述情况之一扣1分） ★语言流畅、面部表情佳（语言不流畅扣1分；面部表情不佳扣1分）	4		
	核对解释	★核对床号、姓名、手腕带，向患者解释，以取得合作（未核对床号、姓名、手腕带各扣1分；核对不规范扣1分；未解释或解释不妥扣1分） ★关闭门窗，遮挡患者（未关闭门窗、遮挡患者或未口述扣1分） ★评估患者前30 min内进食与否、活动状况、肢体状况（未正确评估患者各扣1分）	9		
	洗手、评估、戴口罩	★规范洗手（未洗手或洗手不正确扣1分） ★评估环境（环境准备未述或陈述不全扣1～2分） ★戴口罩（未戴口罩或戴口罩不规范扣1分）	4		
	处置前核对	★再次核对（未再次核对扣1分）	1		
	测体温	★若测腋温，需清理腋下汗液（未清理扣1分） ★检查体温计是否完好（未检查体温计是否完好扣2分） ★检查体温计是否在35 ℃以下（未检查体温计是否在35 ℃以下扣1分） ★体温计放置位置正确（体温计放置错误扣2分）	6		
	测脉搏、呼吸	测脉搏 ★以食指、中指、无名指的指端按压在桡动脉上（测量方法不正确扣1分；部位错误扣1分） ★按压轻重以能清晰触及脉搏搏动为宜（按压力度太轻或太重扣1分） ★测量时间正确（未计时扣1分；计时不准确扣1分） ★准确计数（计数错误扣2分；未口述患者脉搏扣1分） 测呼吸 ★保持诊脉姿势，观察患者胸部或者腹部的起伏（未保持诊脉姿势扣1分；观察不准确扣1分） ★测量时间正确（未计时扣1分；计时不准确扣1分） ★准确计数（计数错误扣2分；未口述患者呼吸扣1分）	15		

项目		考核要点及要求	分值	扣分	得分
操作过程 （70分）	测血压	★（1）取坐位或仰卧位，被测肢体肱动脉和心脏处于同一水平线 （2）卷袖露臂，手掌向上，肘部伸直，放平血压计于臂旁，开启水银槽开关 （3）驱尽袖带内空气，正确平整缠于上臂 （4）将听诊器放置于肱动脉搏动最明显处，充气至肱动脉音消失再升高 20～30 mmHg （5）每秒 4 mmHg 速度缓慢放气，注意肱动脉声音和水银柱刻度变化 （6）当听到第一声搏动音时水银柱所指的刻度为收缩压；当搏动声突然减弱或消失，此时水银柱所指的刻度为舒张压。 （肱动脉与心脏未在同一水平扣1分；未指导患者配合扣1分；掌心未向上、肘关节未伸直各扣1分；袖带缠绕位置错误扣1分；袖带松紧不适宜扣1分；听诊器体件未置于动脉搏动明显处扣1分；橡胶球加压错误扣1分；放气过快或过慢扣2分；测出血压不准确扣2分；未口述患者血压扣1分）	12		
	读体温计	★测量时间准确（测量时间不够或错误扣2分） ★读数之前先用消毒液纱布擦拭体温计（测温后未擦拭体温计扣1分） ★正确持体温计（持体温计方法不正确扣1分） ★准确快速读数（5秒内未准确读数扣1分；读数错误扣2分；未口述患者体温扣1分）	10		
	处置后核对	★再次核对（未再次核对扣1分）	1		
	整理记录	★协助患者取舒适卧位（未安置患者舒适卧位扣1分） ★整理床单位（整理不规范或未整理扣1分） ★询问患者有无其他需要（未询问扣1分） ★收起床围，打开门窗（未收起床围扣0.5分，未打开门窗扣0.5分） ★规范洗手（未洗手或洗手不正确扣1分） ★取口罩（未取下口罩扣1分） ★记录（未记录扣1分）	7		
	报告	★操作结束（未报告扣1分）	1		
操作评价 （15分）	操作状态	★仪表大方、举止端庄、语言流畅、面部表情佳	4		
	操作方法	★操作熟练，动作规范，无物品掉落（操作不熟练、动作不规范、物品掉落扣1～4分）	4		
	操作效果	★患者感觉舒适、测量结果准确（酌情扣1～4分）	4		
	操作时间	★6 min 内完成（超时扣1～3分）	3		
合计			100		

十　女患者导尿术

操作准备

1. 护士准备　着装整洁，规范，修剪指甲，规范洗手，戴口罩。

2. 患者准备　明确导尿的目的、方法、配合要点。

3. 用物准备

女患者导尿模型。

治疗车上层：病历夹（医嘱）、
治疗本（护理记录单）、治疗盘、
一次性棉垫或治疗巾、一次性导尿
包、无菌手套（备用）、浴巾、弯盘、
手消液。

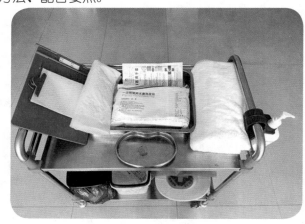

图 10-1 治疗车用物

治疗车下层：医疗垃圾桶、生活垃圾桶、便盆及便盆巾。

自备：笔、挂表、口罩。

4. 环境准备　安静整洁、宽敞明亮，温湿度适宜，关闭门窗，床围遮挡。

操作过程

环境为病室内，已整理床单位，推备齐用物的治疗车平床尾。

1. 报幕

尊敬的评委老师好，我是 ×× 号考生，我操作的是女患者导尿术，指甲已修剪，操作开始。

2. 核对解释

请评委老师和我一起核对医嘱和护理记录单，25 床王明，导尿，谢谢评委老师。**核对床位卡，25 床王明。**（患者称谓：如奶奶、爷爷、叔叔、阿姨、姐姐等）××，您好，我是您的治疗护士，请告诉我您的床号和姓名？请让我看一下您的手腕带（图10-2）。王明，医生刚刚检查到您的膀胱充盈而您又无法排出尿液，我遵医嘱为您导尿。导尿就是将尿管经尿道插入膀胱引流出尿液的方法，请问您今天用温水清洗会阴了吗？清洗了。请让我看一下您的膀胱和会阴部情况，好吗？关闭门窗，拉上床围，**保护患者隐私。**（叩诊）膀胱充盈，（检查会阴）会阴部皮肤完好，请问您还有其他需要吗？请稍等，我去准备用物。

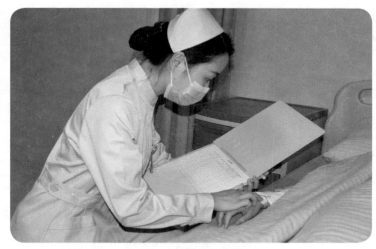

图 10-2　核对手腕带

3. 洗手、评估、戴口罩

（手消液在有效期内）**规范洗手，**操作环境安静整洁，光线充足，温湿度适宜，患者能主动配合此次操作，**戴口罩。**

4. 处置前核对

核对医嘱，请再次告诉我您的床号和姓名？请让我再看一下您的手腕带。

5. 摆位

王明，用物准备好了，我为您脱对侧裤腿，**盖于近侧腿上**。请轻轻抬臀，我为您铺一次性棉垫（或治疗巾），**置弯盘于棉垫上**，我协助您屈膝仰卧，两腿外展。请您保持这个姿势不动，在对侧腿上盖好被子，近侧腿上盖好浴巾。

6. 初次消毒

一次性导尿包在有效期内，包装完好，打开导尿包，包装袋置于生活垃圾桶，内物置于患者两腿间近床尾展开，取出清洁包中手套，左手戴好手套后打开碘伏棉球包倒出棉球于托盘，包装袋置弯盘，右手用镊子夹取碘伏棉球消毒。王明，我现在为您消毒，初次消毒（图10-3）顺序：横擦阴阜（1～3）[①]一对侧大阴唇1一近侧大阴唇1一左手持纱块分开大阴唇，消毒对侧小阴唇1一近侧小阴唇1一尿道口1（消毒棉球至少6个，阴阜可用多个），每次只夹取一个棉球，每个棉球只可消毒一次，消毒后的棉球置于弯盘。弯盘中用物置于医疗垃圾桶，弯盘置治疗车下层，手套和托盘置于医疗垃圾桶。

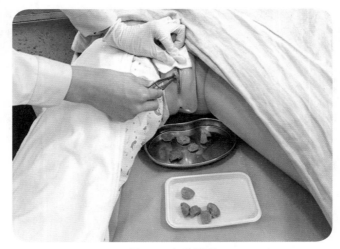

图10-3 初次消毒

① 注：数字指棉球的数量。

7. 再次消毒

打开无菌导尿包，戴无菌手套，铺洞巾，铺好的洞巾与导尿包形成无菌区域，弯盘置会阴旁，将导尿管和尿袋正确连接（图10-4），取消毒棉球于大弯盘，打开石蜡油棉球包装将石蜡油棉球置大弯盘，外包装置弯盘。用石蜡油棉球润滑导尿管前端4～6 cm，用过的石蜡油棉球置弯盘。再次消毒，左手分开小阴唇不动，用镊子夹取棉球消毒，尿道口1－对侧小阴唇1－近侧小阴唇1－尿道口1（消毒棉球用4个），将污棉球及镊子置弯盘，移污弯盘至导尿包后侧。

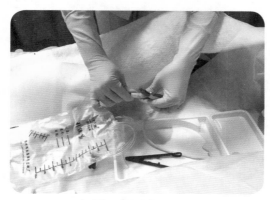

图10-4　连接尿袋

8. 处置中核对

核对医嘱，请再次告诉我您的床号和姓名？

9. 插管导尿

王明，我现在为您插管，请深呼吸，右手用钳子持导尿管前端轻轻插入尿道4～6 cm（图10-5），见尿液流出后再插入1～2 cm。左手固定好尿管（或固定气囊），膀胱高度膨胀且极度虚弱的患者，首次放尿不超过1000 mL；如需取尿标本（图10-6），则取中段尿送检，导尿完毕（或排空气囊）拔尿管，王明，我现在为您拔出尿管，撤下洞巾，用纱块擦净会阴，纱块置大弯盘，将尿袋中尿液倒入便盆，引流出淡黄色尿液800 mL，取便盆巾盖好便盆。脱手套置大弯盘，撤下导尿包用物置于医疗垃圾桶。王明，请轻轻抬臀，我为您取出一次性棉垫，撤下一次性棉垫（或治疗巾）置于医疗垃圾桶内，取下洞巾放治疗车下层，协助患者穿好裤子，盖好盖被。

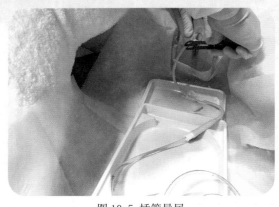

图 10-5 插管导尿

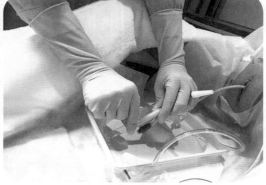

图 10-6 留取尿标本

10. 处置后核对

核对医嘱，请再次告诉我您的床号和姓名？请再让我看一下您的手腕带。

11. 整理记录

王明，您的尿液已经排出来了，感觉舒服些了吧！您现在的卧位还舒适吗？**整理床单位，**还有其他需要吗？床旁呼叫器放枕边了，有需要可以随时呼叫我们，请您好好休息。收起床围，打开门窗。**规范洗手，取口罩置医疗垃圾桶，记录。**

12. 报告

报告，用物进行分类处置，操作完毕。

 医嘱

医嘱单

姓名：王明　性别：女　年龄：32 岁　科别：泌尿外科　床号：25 床　住院号：20200298

日期	时间	医嘱	医生签名	执行时间	执行者签名
2020-02-18	08：00	导尿　st	李清		

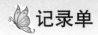 **记录单**

护理记录单（导尿）

姓名： 性别： 年龄： 科别： 床号： 住院号：

日期	时间	内容	执行者签名

考核标准

表 10-1 女患者导尿术考核标准

考号＿＿＿＿＿ 姓名＿＿＿＿＿ 得分＿＿＿＿＿ 考评人＿＿＿＿＿

项目		考核要点及要求	分值	扣分	得分
操作准备（15分）	护士	★符合职业要求（衣、帽、鞋整洁，不佩戴饰品、无浓妆、头发无染色）	4		
	患者	★明确操作目的、方法、配合要点（未告知操作目的、方法、配合要点酌情扣1～3分）	3		
	用物	★用物备齐、放置合理（每缺少一样物品扣1分，扣完为止）	5		
	环境	★安静整洁、光线明亮、舒适安全（环境不合时宜酌情扣1～3分）	3		
操作过程（70分）	报幕	★报幕（未报幕扣1分） ★仪表大方、举止端庄、步态轻盈（情绪紧张，精神不饱满，姿态不端正，有上述情况之一扣1分） ★语言流畅、面部表情佳（语言不流畅扣1分；面部表情不佳扣1分）	4		
	核对解释	★核对床号、姓名、手腕带，向患者解释，以取得合作（未核对床号、姓名、手腕带各扣1分；核对不规范扣1分；未解释或解释不妥扣1分） ★嘱患者清洁会阴（未嘱患者清洁会阴扣1分） ★关闭门窗，拉上床围（未关闭门窗、未拉上床围各扣1分） ★评估膀胱，检查会阴（未评估膀胱是否充盈扣1分；未检查会阴扣1分）	8		

续表

项目		考核要点及要求	分值	扣分	得分
操作过程 （70分）	洗手、评估、戴口罩	★规范洗手（未洗手或洗手不正确扣1分） ★评估环境（环境准备未口述或陈述不全扣1～2分） ★戴口罩（未戴口罩或戴口罩不规范扣1分）	4		
	处置前核对	★再次核对（未再次核对扣1分）	1		
	摆位	★脱去对侧裤腿盖于近侧腿上（脱裤腿不正确扣1分） ★协助患者屈膝仰卧、两腿外展（患者体位不对扣1分） ★臀下垫棉垫或一次性治疗巾（未垫棉垫或一次性治疗巾扣1分） ★近侧腿再盖洞巾（未注意保暖或保暖不当扣1分）	4		
	初次消毒	★开导尿包，取出初次消毒物品（开包方法错误扣1分；初次消毒物品放置不当扣1分） ★左手戴手套（戴手套方法不正确扣1分） ★右手持镊夹消毒棉球消毒阴阜、大阴唇，左手拇指、食指分开大阴唇，消毒小阴唇、尿道口（分开大阴唇不当扣1分；消毒方法、顺序不当扣1分；用物污染或跨越无菌区扣2分；污染用物处理不当扣1分）	9		
	再次消毒	★开无菌导尿包（导尿包放置不当扣1分） ★戴无菌手套（戴无菌手套方法不正确扣2分） ★铺洞巾（铺洞巾污染扣1分） ★形成无菌区域（无菌区域未形成扣1～2分） ★用石蜡油润滑导尿管前端（导尿管润滑不当扣1分） ★左手拇指、食指分开并固定小阴唇，消毒尿道口、小阴唇，每个棉球限用1次（左手分开小阴唇方法不当扣1分；消毒顺序、方法不正确扣2分；污棉球放置不当扣1分） （无菌物品污染或无菌观念不强扣2分）	16		
	处置中核对	★核对（未核对扣1分）	1		
	插管导尿	★嘱患者深呼吸（未嘱患者深呼吸扣1分） ★左手继续固定小阴唇，右手持导尿管对准尿道口轻轻插入4～6 cm，见尿液流出再插入1～2 cm,固定导尿管，将尿液引入尿袋内（插管方法、长度不正确各扣2分；误入阴道未拔除或未更换尿管各扣2分；未正确固定导尿管扣1分） ★拔出导尿管（拔管方法不当扣1分） ★放出尿袋尿液至便盆（集尿袋尿液未倒扣1分） ★导尿管及手套一起置于医疗垃圾桶（导尿管拔除后放置不当扣1分）	14		
	处置后核对	★再次核对（未再次核对扣1分）	1		

续表

项目		考核要点及要求	分值	扣分	得分
操作过程 （70分）	整理记录	★协助患者取舒适卧位（未安置患者舒适卧位扣1分） ★整理床单位（整理不规范或未整理扣1分） ★询问患者有无其他需要（未询问扣1分） ★收起床围，打开门窗（未收起床围扣0.5分，未打开门窗扣0.5分） ★规范洗手（未洗手或洗手不正确扣1分） ★取口罩（未取下口罩扣1分） ★记录（未记录扣1分）	7		
	报告	★操作结束（未报告扣1分）	1		
操作评价 （15分）	操作状态	★仪表大方、举止端庄、语言流畅、面部表情佳	4		
	操作方法	★操作熟练，动作规范，无物品掉落，注意保护患者的隐私（操作不熟练、动作不规范、物品掉落、暴露患者扣1～4分）	4		
	操作效果	★患者感觉舒适、无污染、插管一次成功（操作中污染酌情扣1～2分；插管未成功扣2分）	4		
	操作时间	★9 min内完成（超时扣1～3分）	3		
总分			100		

十一　大量不保留灌肠

操作准备

1. 护士准备　着装整洁，规范，修剪指甲，规范洗手，戴口罩。

2. 患者准备　明确大量不保留灌肠的目的、方法、配合要点。

3. 用物准备

输液架、灌肠模拟人。

治疗车上层：病历夹（医嘱）、治疗本（护理记录单）、治疗盘〔一次性灌肠冲洗袋、一次性棉垫、无菌棉签、灌肠量杯（40 ℃ 0.1% ~ 0.2% 肥皂水 600 mL）、水温计、石蜡油、弯盘、纸巾 3 张、薄膜手套〕、抽纸、手消液。

治疗车下层：生活垃圾桶、医疗垃圾桶、便盆及便盆巾。

自备：笔、挂表、口罩。

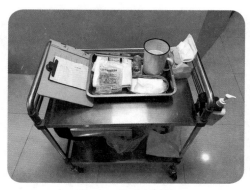

图 11-1 治疗车用物

4. 环境准备　安静整洁、光线充足、温湿度适宜、关闭门窗、床围遮挡。

操作过程

环境为病室内，已整理床单位，推备齐用物的治疗车平床尾。

1. 报幕

尊敬的评委老师好，我是 ×× 号考生，我操作的是大量不保留灌肠，指甲已修剪，操作开始。

2. 核对解释

请评委老师和我一起核对医嘱和护理记录单，25 床王明，0.1% ～ 0.2% 肥皂水 600 mL 灌肠，谢谢评委老师。**核对床位卡，推治疗车至床旁，25 床王明。** （患者称谓：**如奶奶、爷爷、叔叔、阿姨、姐姐等**）××，您好，我是您的治疗护士，请告诉我您的床号和姓名？请让我看一下您的手腕带 **（图 11-2）**。王明，您已经三天没有排便了，我遵医嘱为您大量不保留灌肠。灌肠就是用一根管子将肥皂水从肛门灌入结肠软化大便，促进大便排出的方法。请问需要协助您上卫生间吗？不需要，好的，我现在检查一下您肛门周围皮肤情况。关闭门窗，拉上床围。请双腿屈膝，侧卧背对我，臀部尽量靠近我这边，我协助您褪裤至膝部，肛周皮肤完好，我马上为您灌肠，请保持这个姿势。灌肠过程中会有不适，我会教您配合方法来缓解。请问您还有其他需要吗？请稍等，我去准备用物。

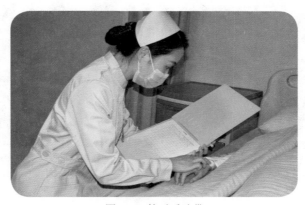

图 11-2 核对手腕带

3. 洗手、评估、戴口罩

（手消液在有效期内）规范洗手，操作环境安静整洁，光线充足，温湿度适宜，患者能主动配合此次操作，戴口罩。

4. 处置前核对

核对医嘱，请再次告诉我您的床号和姓名？请让我再看一下您的手腕带。

5. 置垫备液

王明，用物准备好了，我先在您的臀下置一次性棉垫，请轻轻抬臀，弯盘置于臀边，取出弯盘内的薄膜手套和纸巾置于臀边，调整好输液架位置。

取水温计测量肥皂水温度（图 11-3），1 min 后取出用纸巾擦拭水温计读数，温度 40 ℃，适合灌肠，纸巾置于医疗垃圾桶。取出一次性灌肠袋，一次性灌肠冲洗袋在有效期内，包装完好，灌肠冲洗袋完好，关闭灌肠袋调节器。倒入 40 ℃肥皂水 600 mL（图 11-4），挂上输液架，液面距肛门 40 ~ 60 cm，戴薄膜手套，用无菌棉签（无菌棉签在有效期内）蘸石蜡油（石蜡油在有效期内）润滑肛管前端 7 ~ 10 cm（图 11-5），打开调节器排尽空气（图 11-6），关闭调节器。

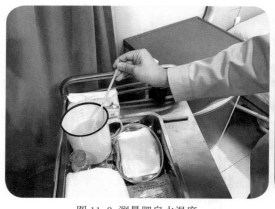

图 11-3 测量肥皂水温度

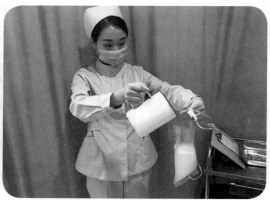

图 11-4 倒入肥皂水

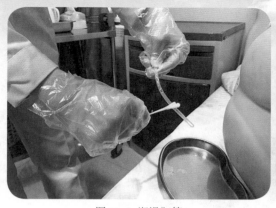
图 11-5　润滑肛管

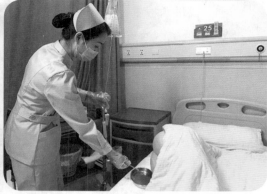
图 11-6　肛管排气

6. 处置中核对

核对医嘱，请告诉我您的床号和姓名？

7. 插管灌液

王明，我现在为您插管，请放松，很快就好了，左手分开臀部显露肛门，右手轻插肛管入肛门 7 ～ 10 cm（图 11-7）。右手固定肛管，左手打开调节器，使液体匀速缓缓流入并观察液面下降情况及患者反应。王明，我现在为您灌入 40 ℃的肥皂水，灌入很顺利。在灌肠过程中，患者如出现便意、腹胀，请做深呼吸同时降低灌肠筒的高度或减慢灌肠速度；若灌入液体流入受阻，可转动肛管或挤捏肛管；如出现面色苍白、冷汗、剧烈腹痛、心慌等，应立即停止灌肠，通知医生，待液体将流尽时，关闭调节器。

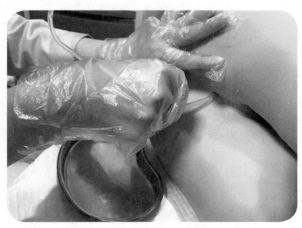
图 11-7　插入肛管

8. 拔管排便

左手持纸巾抵住肛门，右手轻轻拔出肛管（图 11-8）并用纸巾擦拭肛门周围，纸巾连同灌肠袋一起置于医疗垃圾桶，取纸巾再次轻轻擦净肛门周围皮肤，纸巾置医疗垃圾桶，撤弯盘置治疗车下层，脱手套置医疗垃圾桶。

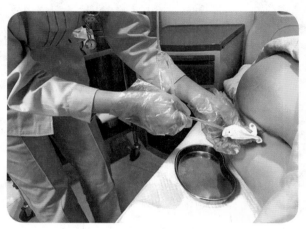

图 11-8 拔出肛管

王明，灌肠已经结束了，现在我协助您平卧，请您尽可能保持 5 ~ 10 min 再排便，排便时间到了我再叫您，盖好患者盖被。看表，王明，时间已过 8 min，可以排便了。若患者能下床，协助入厕排便；不能下床者提供便器，协助床上排便。若患者不能下床，请轻轻抬臀，我为您放便盆，患者便后，从治疗车上抽出多张纸巾擦净患者肛门，我为您擦净肛门，取出便盆，观察大便形状，将盖好便盆巾的便盆置于治疗车下层。我为您撤出棉垫，置于医疗垃圾桶。

王明，您的大便有些干结，您平时一定要养成定时排便的习惯，多吃粗纤维食物，多饮水，适当运动，可以用打圈的方式按摩下腹部，这些都有利于缓解便秘。

9. 处置后核对

核对医嘱，请再次告诉我您的床号和姓名？请再让我看一下您的手腕带。

10. 整理记录

王明，您灌肠后大便已经排出来了，现在感觉好多了吧，我协助您穿好裤子。您现在的卧位舒适吗？**整理床单位，**还有其他需要吗？床旁呼叫器放枕边了，有需要可以随时呼叫我们，请您好好休息。收起床围，打开门窗。规范洗手，取口罩置于医疗垃圾桶，记录。

11. 报告

报告，用物进行分类处置，操作完毕。

 医嘱

医嘱单

姓名：王明　性别：男　年龄：32 岁　科别：呼吸内科　床号：25 床　住院号：20200298

日期	时间	医嘱	医生签名	执行时间	执行者签名
2020-08-18	08：00	灌肠（0.1% ～ 0.2% 肥皂水）600 mL st[①]	李清		

记录单

一般护理记录单

姓名：　　　性别：　　　年龄：　　　科别：　　　床号：　　　住院号：

日期	时间	内容	执行者签名

① 注：st，意指"立即执行"。

考核标准

表 11-1 大量不保留灌肠考核标准

考号_____　　姓名_____　　得分_____　　考评人_____

项目		考核要点及要求	分值	扣分	得分
操作准备 （15分）	护士	★符合职业要求（衣、帽、鞋整洁，不佩戴饰品、无浓妆、头发无染色）	4		
	患者	★明确操作目的、方法、配合要点（未告知操作目的、方法、配合要点酌情扣1～3分）	3		
	用物	★用物备齐、放置合理（每缺少一样物品扣1分，扣完为止）	5		
	环境	★安静整洁、光线明亮、舒适安全（环境不合时宜酌情扣分1～3分）	3		
操作过程 （70分）	报幕	★报幕（未报幕扣1分） ★仪表大方、举止端庄、步态轻盈（情绪紧张，精神不饱满，姿态不端正，有上述情况之一扣1分） ★语言流畅、面部表情佳（语言不流畅扣1分；面部表情不佳扣1分）	4		
	核对解释	★核对床号、姓名、手腕带，向患者解释，以取得合作（未核对床号、姓名、手腕带各扣1分；核对不规范扣1分；未解释或解释不妥扣1分） ★关闭门窗，拉上床围（未关闭门窗、拉上床围各扣1分） ★移臀至床沿，脱裤至膝（未取合适体位扣1分；未脱裤扣1分） ★检查灌肠部位皮肤情况（未检查灌肠部位皮肤扣1分）	8		
	洗手、评估、戴口罩	★规范洗手（未洗手或洗手不正确扣1分） ★评估环境（环境准备未口述或陈述不全扣1～2分） ★戴口罩（未戴口罩或戴口罩不规范扣1分）	4		
	处置前核对	★再次核对（未再次核对扣1分）	1		
	置垫备液	★臀下垫棉垫（未垫一次性棉垫扣1分） ★弯盘置于臀边（未放弯盘扣1分） ★将准备好的灌肠液测温（未测灌肠液温度扣1分） ★检查灌肠袋是否完好，关闭调节器，倒入灌肠液（未检查灌肠袋扣1分；未关闭调节器扣1分；灌肠液溅在袋外扣1分） ★挂灌肠袋于输液架上，液面距离肛门约40～60 cm（灌肠袋内液面高度过高或过低扣2分） ★戴手套（未戴手套扣1分） ★润滑肛管前段（未润滑肛管前段或手法不规范扣1分） ★打开调节器，排尽管内空气，关闭调节器（未排尽管内空气扣1分；未关闭调节器扣1分）	12		

项目		考核要点及要求	分值	扣分	得分
操作过程（70分）	处置中核对	★核对（未核对扣1分）	1		
	插管灌液	★嘱患者深呼吸（未嘱患者深呼吸扣1分） ★左手分开臀部，显露肛门，右手持肛管轻轻插入7～10 cm（插入长度错误扣2分） ★固定肛管，打开调节器，使灌肠液缓缓流入（未固定肛管扣1分；液面流入过快扣2分） ★观察筒内液面下降情况及患者反应 ①如患者有便意、腹胀，嘱其深呼吸，适当降低灌肠袋高度，减慢流速（未观察扣2分；未口述患者有便意的解决办法扣2分；口述错误扣1～2分） ②如液面流入受阻，可移动肛管或挤捏肛管（未口述溶液流入受阻的解决办法扣2分；口述错误扣1～2分） ③如患者面色苍白、冷汗、剧烈腹痛、心慌等，应立即停止灌肠，通知医生（未口述患者出现紧急情况的解决办法扣2分；口述错误扣1～2分）	20		
	拔管排便	★溶液灌完，用卫生纸包住肛管轻轻拔出（拔管手法不正确扣1～2分） ★擦净肛门（未协助患者擦净肛门扣1分） ★将灌肠袋、纸巾、手套置医疗垃圾桶（未将灌肠袋、纸巾、手套置医疗垃圾桶扣1分） ★取舒适卧位（未协助患者取舒适卧位扣1分） ★嘱患者保留5～10 min后排便（未嘱患者保留5～10 min后再排便扣1分） ★能下床者，协助如厕排便（未口述协助患者排便扣1分） ★不能下床者提供便器，协助床上排便（未协助如厕排便、提供便器、手纸扣1分） ★口述：排便后，观察大便形状，嘱患者养成良好排便习惯（未口述观察粪便形状及告知养成排便好习惯各扣1分） ★撤去一次性棉垫（未撤一次性棉垫扣1分）	10		
	处置后核对	★再次核对（未再次核对扣1分）	1		
	整理记录	★协助患者穿好裤子，协助患者取舒适卧位（未协助患者穿好衣裤扣1分；未安置患者舒适卧位扣1分） ★整理床单位（整理不规范或未整理扣1分） ★询问患者有无其他需要（未询问扣1分） ★收起床围，打开门窗（未收起床围扣0.5分，未打开门窗扣0.5分） ★规范洗手（未洗手或洗手不正确扣1分） ★取口罩（未取下口罩扣1分） ★记录（未记录扣1分）	8		
	报告	★操作结束（未报告扣1分）	1		

续表

项目		考核要点及要求	分值	扣分	得分
操作评价（15分）	操作状态	★仪表大方、举止端庄、语言流畅、面部表情佳	4		
	操作方法	★操作熟练，动作规范，无物品掉落，注意保护患者的隐私（操作不熟练、动作不规范、物品掉落、暴露患者扣1～4分）	4		
	操作效果	★患者感觉舒适、灌肠效果好，未污染衣服和床单（灌肠引起患者不适扣2分；污染床单和衣服扣1分）	4		
	操作时间	★8 min内完成（超时扣1～3分）	3		
合计			100		

十二　皮内注射

🦋 操作准备

1. 护士准备　着装整洁，规范，修剪指甲，规范洗手，戴口罩。

2. 患者准备　明确皮内注射的目的、方法、配合要点。

3. 用物准备

治疗车上层：病历夹（医嘱）、
治疗本（注射卡）、治疗盘、方盘、
药液（0.9% 氯化钠溶液 100 mL）、
头孢替安、无菌棉签、75% 乙醇、
1 mL 注射器、弯盘、盐酸肾上腺素(过
敏试验时用）、手消液。

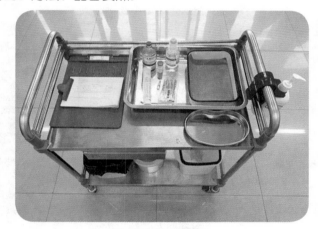

图 12-1 治疗车用物

治疗车下层：医疗垃圾桶、生活垃圾桶、锐器盒。

自备：笔、口罩、挂表，必要时备剪刀和启瓶器。

4. 环境准备　安静整洁、光线充足、舒适安全。

🦋 操作过程

环境为病室内，已整理床单位，推备齐用物的治疗车平床尾。

1. 报幕

尊敬的评委老师好,我是××号考生,我操作的是皮内注射,指甲已修剪,操作开始。

2. 核对解释

请评委老师和我一起核对医嘱和注射卡,25 床王明,头孢替安皮试液 0.1 mL 皮内注射,st,谢谢评委老师。**核对床位卡,25 床王明。(患者称谓:如奶奶、爷爷、叔叔、阿姨、姐姐等)**××,您好,我是您的治疗护士,请告诉我您的床号和姓名?请让我看一下您的手腕带(图 12-2)。王明,由于您需要使用抗生素,我遵医嘱为您做头孢替安皮试。请问您以前使用过头孢或青霉素吗?您及家人对头孢和青霉素过敏吗?对酒精过敏吗?由于注射部位是前臂掌侧下段,请让我检查一下注射部位,皮肤完好,无瘢痕,无硬结,无色素沉着,一会儿我们就在这侧注射,好吗?请问还有其他需要吗?请稍等,我去准备用物。

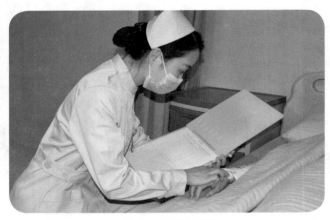

图 12-2 核对手腕带

3. 洗手、评估、戴口罩

(手消液在有效期内)规范洗手,操作环境安静整洁,光线充足,患者能主动配合此次操作,戴口罩。

4. 处置前核对

再次核对医嘱和注射卡,25 床王明,头孢替安皮试液 0.1 mL 皮内注射,st。

5. 备药

检查药液（图 12-3）：头孢替安在有效期内，瓶口无松动，瓶底瓶身无裂缝，药物粉末正常，0.9% 氯化钠溶液 100 mL 在有效期内，瓶盖（拉环）无松动，对光检查，药液澄清透明无絮状物，瓶底瓶身无裂缝，启头孢替安及 0.9% 氯化钠溶液瓶盖，标注开瓶时间。棉签在有效期内，乙醇在有效期内，消毒瓶口瓶颈 2 次待干。一次性注射器在有效期内，包装完好无漏气，旋紧针头衔接处，取出一次性注射器，松动活塞，注射器完好通畅，用正确方法配置皮试液（图 12-4），抽配置好的皮试液 0.1 mL 排气（图 12-5），再次核对，25 床王明，头孢替安皮试液 0.1 mL 皮内注射，配好皮试液的注射器放入方盘内待用（图 12-6），再次消毒溶液瓶口及头孢替安瓶颈 1 次，将液体瓶和头孢替安瓶放入治疗盘内。

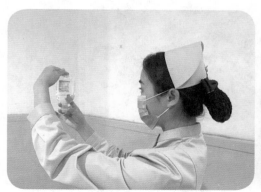

图 12-3 检查药液

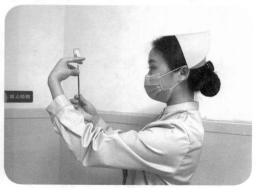

图 12-4 抽吸药液

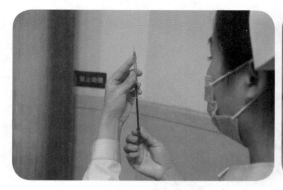

图 12-5 排气

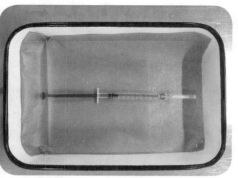

图 12-6 配好的皮试液

6. 核对消毒

推车至床旁，核对医嘱。您好，请再次告诉我您的床号和姓名？

7. 进针推药

王明皮试液已经准备好了，请伸出手臂。不过敏。用 75% 乙醇消毒皮肤 2 次，现在我为您消毒，会有一点凉。查对医嘱和注射卡，取出注射器，取下针帽置于医疗垃圾桶，排尽空气。左手绷紧皮肤，右手持注射器，食指固定针栓，王明，请放松，有一点疼，马上就好了。针尖斜面向上与皮肤呈 5°迅速将针尖斜面全部刺入皮内（图 12-7），放平注射器，左手拇指固定针栓，右手注入皮试液 0.1 mL，使局部隆起成一个皮丘（图 12-8）。

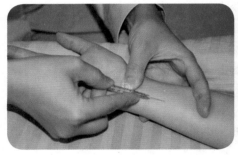
图 12-7 进针

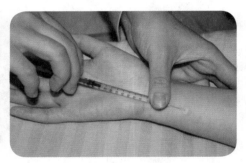
图 12-8 注入药液

8. 拔针处置

注射完毕，右手快速拔针（图 12-9），针头在锐器盒上分离并置于锐器盒内，空针置于医疗垃圾桶，弯盘置于治疗车下层。

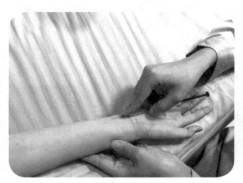
图 12-9 拔针

9. 处置后核对

核对医嘱，请再次告诉我您的床号和姓名？请再让我看一下您的手腕带。

10. 整理记录

王明，皮试为您做好了，我检查一下注射部位情况，很好，没有问题，20 min 后我来查看结果，在此期间，请您不要外出，不要按压或揉搓注射部位，如果有胸闷、气促等不适，请及时按床旁呼叫器呼叫我。您现在的卧位舒适吗？ **整理床单位，**还有其他需要吗？好的，请您好好休息。**规范洗手，记录。**

11. 结果判定

20 min 后和另一名护士观察皮试结果并告知医生，同时在患者的体温单及各种卡片中注明皮试结果。阴性（-）：局部皮丘无改变、周围无红肿、患者无自觉症状；阳性（+）：局部皮丘隆起变大，出现红肿硬结，直径 >1 cm 或皮丘周围出现伪足，患者自觉有痒感，严重出现胸闷、气促等症状，甚至出现过敏性休克，结果阳性需告诉患者及家属。如果出现可疑阳性，需在对侧前臂掌侧下段做 0.9% 氯化钠溶液对照试验。

请再次告诉我您的床号和姓名？王明，已经 20 min 了，请让我查看一下您的注射部位，局部皮丘无改变、周围无红肿、无红晕、无伪足，感觉痒吗？您还有什么不适吗？您皮试结果是阴性，可以使用，但是使用时有什么不适请及时通知我，我将立即把皮试结果告诉您的主治医生。

12. 整理记录

您现在的卧位舒适吗？**整理床单位，**还有其他需要吗？呼叫器放枕边了，有需要请及时呼叫我，请您好好休息。**规范洗手，取口罩置于医疗垃圾桶，记录。**

13. 报告

报告，用物进行分类处置，操作完毕。

医嘱

医嘱单

姓名：王明　性别：男　年龄：32 岁　科别：呼吸内科　床号：25 床　住院号：20200298

日期	时间	医嘱	医生签名	执行时间	执行者签名
2020-08-18	08：30	头孢替安 0.1 mL 皮内注射 st	李清		

记录单

注射卡

姓名：　　　性别：　　　年龄：　　　科别：　　　床号：　　　住院号：

日期	时间	药物名称	剂量	用法	注射反应	执行者签名

考核标准

表 12-1 皮内注射考核标准

考号＿＿＿＿＿＿　　姓名＿＿＿＿＿＿　　　得分＿＿＿＿＿＿　　　考评人＿＿＿＿＿＿

项目		考核要点及要求	分值	扣分	得分
操作准备（15分）	护士	★符合职业要求（衣、帽、鞋整洁，不佩戴饰品、无浓妆、头发无染色）	4		
	患者	★明确操作目的、方法、配合要点（未告知操作目的、方法、配合要点酌情扣 1～3 分）	3		
	用物	★用物备齐、放置合理（每缺少一样物品扣 1 分，扣完为止）	5		
	环境	★安静整洁、光线明亮、舒适安全（环境不合时宜酌情扣分 1～3 分）	3		

项目		考核要点及要求	分值	扣分	得分
操作过程（70分）	报幕	★报幕（未报幕扣1分） ★仪表大方、举止端庄、步态轻盈（情绪紧张，精神不饱满，姿态不端正，有上述情况之一扣1分） ★语言流畅、面部表情佳（语言不流畅扣1分；面部表情不佳扣1分）	4		
	核对解释	★核对床号、姓名、手腕带，向患者解释，以取得合作（未核对床号、姓名、手腕带各扣1分；核对不规范扣1分；未解释或解释不妥扣1分） ★选择注射部位并检查皮肤情况（未正确选择注射部位或未检查注射部位皮肤情况各扣2分）	9		
	洗手、评估、戴口罩	★规范洗手（未洗手或洗手不正确扣1分） ★评估环境（环境准备未口述或陈述不全扣1~2分） ★戴口罩（未戴口罩或戴口罩不规范扣1分）	4		
	处置前核对	★再次核对（未再次核对扣1分）	1		
	备药	★严格检查药液、溶液质量（查药液、溶液质量不正确、不全酌情扣1~4分） ★正确消毒瓶口瓶颈（消毒方法不正确扣1~2分） ★正确抽吸药液，剂量准确（吸药手法不正确或剂量不准确扣1~2分） ★用正确的方法配制试敏液（配制试敏液方法不正确扣2分） ★排尽空气，再次核对药物，注射器放方盘备用（排气方法不正确、浪费药液、注射器放置方法不正确各扣2分；未再次核对药物扣1分）	13		
	处置中核对	★核对（未核对扣1分）	1		
	消毒、进针、推药	★75%乙醇消毒注射皮肤（未消毒或消毒不规范扣1~4分） ★取出注射器，再次排气（未再次排气扣2分） ★左手绷紧皮肤，右手持注射器，食指固定针栓，针尖斜面向上与皮肤呈5°迅速将针尖全部刺入皮内，放平注射器，左手拇指固定针栓，右手注入皮试液0.1 mL，使局部隆起成一个皮丘（皮肤未绷紧，持针手法不正确或进针角度不当扣1~6分，无皮丘扣1~2分）	13		
	拔针处置	★注射完毕，迅速拔出针头，勿按、揉注射部位（拔针方法不正确扣1分；按、揉注射部位扣2分） ★分离针头放入锐器盒，空针放入医疗垃圾桶内（处置注射器方法不正确扣2分）	5		
	处置后核对	★再次核对（未再次核对扣1分）	1		

续表

项目		考核要点及要求	分值	扣分	得分
操作过程 （70分）	整理记录	★检查注射部位（未检查注射部位扣1分） ★交代注意事项（交代注意事项扣2分） ★协助患者取舒适卧位（未安置患者舒适卧位扣1分） ★整理床单位（整理不规范或未整理扣1分） ★询问患者有无其他需要（未询问扣1分） ★规范洗手（未洗手或洗手不正确扣1分） ★记录（未记录扣1分）	8		
	结果判定	★20 min后查看注射部位，判断患者对该药物是否过敏（判断时间不正确扣2分；判断结果不正确扣2分）	4		
	整理记录	★协助患者取舒适卧位（未安置患者舒适卧位扣1分） ★整理床单位（整理不规范或未整理扣1分） ★询问患者有无其他需要（未询问扣1分） ★规范洗手（未洗手或洗手不正确扣1分） ★取口罩（未取下口罩扣1分） ★记录（未记录扣1分）	6		
	报告	★操作结束（未报告扣1分）	1		
操作评价 （15分）	操作状态	★仪表大方、举止端庄、语言流畅、面部表情佳	4		
	操作方法	★操作熟练，动作规范，严格遵守无菌技术、注射原则（操作不熟练、动作不规范、未遵守无菌操作原则、注射原则扣1～4分）	4		
	操作效果	★患者感觉舒适、操作过程无污染、注射成功、患者舒适、疼痛感小（无菌物品被污染、穿刺失败扣1～2分；患者反映效果差扣1～2分）	4		
	操作时间	★10 min内完成（超时扣1～3分）	3		
总分			100		

十三　皮下注射

操作准备

1. 护士准备　着装整洁、规范，修剪指甲，规范洗手，戴口罩。

2. 患者准备　明确皮下注射的目的、方法、配合要点。

3. 用物准备

　　治疗车上层：病历夹（医嘱）、治疗本（注射卡）、治疗盘、药液（0.9% 氯化钠溶液 100 mL）、无菌棉签、碘伏、注射器（2.5 mL）、盐酸肾上腺素注射液、方盘或一次性治疗巾、弯盘、手消液。

　　治疗车下层：医疗垃圾桶、生活垃圾桶、锐器盒。

　　自备：笔、挂表、口罩，必要时备剪刀、砂轮和启瓶器。

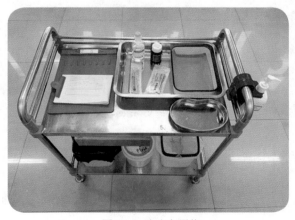

图 13-1　治疗车用物

4. 环境准备　安静整洁、光线充足、舒适安全。

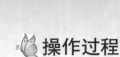

🦋 操作过程

环境为病室内，已整理床单位，推备齐用物的治疗车平床尾。

1. 报幕

尊敬的评委老师好，我是××号考生，我操作的是皮下注射，指甲已修剪，操作开始。

2. 核对解释

请评委老师和我一起核对医嘱和注射卡，25床王明，0.9%氯化钠溶液1 mL皮下注射，st，谢谢评委老师。**核对床位卡，25床王明。（患者称谓：如奶奶、爷爷、叔叔、阿姨、姐姐等）**××，您好，我是您的治疗护士，请告诉我您的床号和姓名。请让我看一下您的手腕带**（图13-2）**。王明，由于病情需要，我遵医嘱为您皮下注射0.9%氯化钠溶液1 mL。因注射部位是上臂三角肌下缘，请右手叉腰，我检查一下注射部位，皮肤完好，这儿疼吗？无瘢痕，无硬结，一会儿我们就在这里注射，好吗？请问还有其他需要吗？请稍等，我去准备用物。

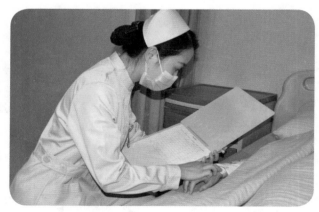

图 13-2 核对手腕带

3. 洗手、评估、戴口罩

（手消液在有效期内）**规范洗手**，操作环境安静整洁，光线充足，患者能主动配合此次操作，**戴口罩**。

4. 处置前核对

核对医嘱和注射卡，25 床王明，0.9% 氯化钠溶液 1 mL，H[①]，st。

5. 备药

检查药液（图 13-3）：0.9% 氯化钠溶液 100 mL 在有效期内，瓶盖（拉环）无松动，对光检查，药液澄清透明无絮状物，瓶底瓶身无裂缝，启瓶盖，标注好开瓶时间。棉签在有效期内；碘伏在有效期内，消毒瓶口 2 次，一次性注射器在有效期内，包装完好，无漏气，旋紧针头衔接处，取出一次性注射器，松动活塞，注射器完好通畅，用正确的方法抽取 0.9% 氯化钠溶液 1 mL，抽毕排气（图 13-4）。再次核对医嘱，25 床王明，0.9% 氯化钠溶液 1 mL 皮下注射，将抽好药液的注射器放入方盘（（图 13-5））或一次性治疗巾中待用。再次消毒液体瓶口 1 次，液体瓶放入治疗盘内。

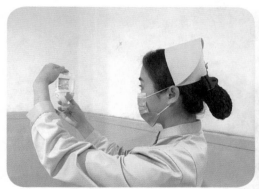
图 13-3 检查药液

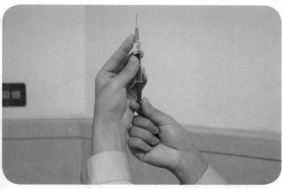
图 13-4 排气

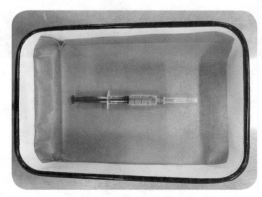
图 13-5 配好的药液

① 注：H，意指"皮下注射"。

6. 处置中核对

推治疗车至床旁，核对医嘱。您好，请您再次告诉我您的床号和姓名。请让我看一下您的腕带。

7. 消毒、进针、推药

25床王明，药液已经准备好了，请右手叉腰，我为您消毒，有一点凉，请忍耐一下，以注射点为中心消毒皮肤两次，面积不少于 5 cm×5 cm，第一次消毒面积大于第二次。取一根干棉签置于左手指间，查看医嘱和注射卡，取出注射器，取下针帽置于医疗垃圾桶内，排尽空气。左手拇指向下绷紧皮肤，右手持注射器，食指固定针栓，王明，现在为您皮下注射，请放松，针尖斜面向上与皮肤呈30°～40°迅速刺入针梗 2/3（图 13-6）。右手固定针栓，松开左手，抽回血（图 13-7），无回血后缓慢注入药液，有一点胀，马上就好了。

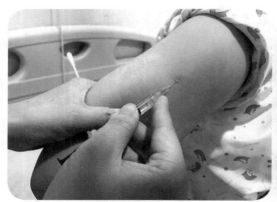
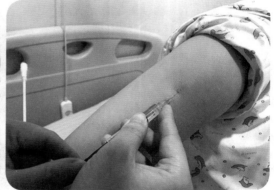

图 13-6 进针　　　　　　　　　　　　　　图 13-7 抽回血

8. 拔针处置

注射完毕，左手用干棉签轻轻置于针刺处，右手快速抽针（图 13-8），王明，请轻轻按压至不出血，拿出棉签置于医疗垃圾桶；针头在锐器盒上分离并置于锐器盒，空针置于医疗垃圾桶，弯盘置于治疗车下层。

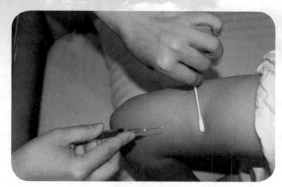

图 13-8　拔针按压

9. 处置后核对

核对医嘱，请再次告诉我您的床号和姓名。请再让我看一下您的手腕带。

10. 整理记录

王明，刚刚为您进行了皮下注射，我现在为您检查一下注射部位，很好，没有问题。现在的卧位舒适吗？**整理床单位，**还有其他需要吗？床旁呼叫器放枕边了，有什么需要可以随时呼叫我们，请您好好休息。**规范洗手，**取口罩置于医疗垃圾桶，记录。

11. 报告

报告，用物进行分类处置，操作完毕。

 医嘱

医嘱单

姓名：王明　性别：男　年龄：32 岁　科别：呼吸内科　床号：25 床　住院号：20200298

日期	时间	医嘱	医生签名	执行时间	执行者签名
2020-08-18	08：30	0.9% 氯化钠溶液 1 mL，H，st	李清		

记录单

注射卡

姓名：　　　性别：　　　年龄：　　　科别：　　　床号：　　　住院号：

日期	时间	药物名称	剂量	用法	注射反应	执行者签名

考核标准

表 13-1 皮下注射考核标准

考号_____　　姓名_____　　得分_____　　考评人_____

项目		考核要点及要求	分值	扣分	得分
操作准备（15分）	护士	★符合职业要求（衣、帽、鞋整洁，不佩戴饰品、无浓妆、头发无染色）	4		
	患者	★明确操作目的、方法、配合要点（未告知操作目的、方法、配合要点酌情扣 1～3 分）	3		
	用物	★用物备齐、放置合理（每缺少一样物品扣 1 分，扣完为止）	5		
	环境	★安静整洁、光线明亮、舒适安全（环境不合时宜酌情扣分 1～3 分）	3		
操作过程（70分）	报幕	★报幕（未报幕扣 1 分） ★仪表大方、举止端庄、步态轻盈（情绪紧张，精神不饱满，姿态不端正，有上述情况之一扣 1 分） ★语言流畅、面部表情佳（语言不流畅扣 1 分；面部表情不佳扣 1 分）	4		
	核对解释	★核对床号、姓名、手腕带，向患者解释，以取得合作（未核对床号、姓名、手腕带各扣 1 分；核对不规范扣 1 分；未解释或解释不妥扣 1 分） ★选择合适体位（未取合适体位扣 1 分） ★选择注射部位并检查皮肤情况（未正确选择注射部位或未检查注射部位皮肤情况各扣 2 分）	9		
	洗手、评估、戴口罩	★规范洗手（未洗手或洗手不正确扣 1 分） ★评估环境（环境准备未口述或陈述不全扣 1～2 分） ★戴口罩（未戴口罩或戴口罩不规范扣 1 分）	4		

项目		考核要点及要求	分值	扣分	得分
操作过程 （70分）	处置前 核对	★再次核对（未再次核对扣1分）	1		
	备药	★严格检查药液名称、有效期、溶液质量（检查药液名称、有效期、溶液质量不正确各扣2分） ★正确消毒瓶口瓶颈（消毒方法不正确扣1～2分） ★正确抽吸药液，剂量准确（吸药手法不正确或剂量不准确扣1～2分） ★排尽空气，再次核对药物，注射器放方盘备用（排气方法不正确、浪费药液、注射器放置方法不正确各扣2分；未再次核对药物扣1分）	17		
	处置中 核对	★核对（未核对扣1分）	1		
	消毒、进 针、推药	★消毒注射皮肤（未消毒或消毒不规范扣1～4分） ★取出注射器，再次排气（未再次排气扣2分） ★左手绷紧皮肤，右手持注射器，食指固定针栓，使针尖斜面向上，与皮肤呈30°～40°，快速将针梗的2/3刺入皮下，右手固定针栓，左手松开皮肤，抽吸无回血，缓慢推药（皮肤未绷紧，持针手法不正确或进针角度、深度不当各扣2分；未抽回血扣2分；推药方法不正确或推药速度过快扣1～3分）	19		
	拔针处置	★注射完毕，迅速拔出针头，用干棉签轻压进针点，迅速拔出针头，按压片刻（拔针方法不正确扣2分；未使用棉签按压扣2分） ★分离针头放入锐器盒，空针放入医疗垃圾桶（处置注射器方法不正确扣2分）	6		
	处置后 核对	★再次核对（未再次核对扣1分）	1		
	整理记录	★检查注射部位（未检查注射部位扣1分） ★协助患者取舒适卧位（未安置患者舒适卧位扣1分） ★整理床单位（整理不规范或未整理扣1分） ★询问患者有无其他需要（未询问扣1分） ★规范洗手（未洗手或洗手不正确扣1分） ★取口罩（未取下口罩扣1分） ★记录（未记录扣1分）	7		
	报告	★操作结束（未报告扣1分）	1		
操作评价 （15分）	操作状态	★仪表大方、举止端庄、语言流畅、面部表情佳	4		
	操作方法	★操作熟练，动作规范，严格遵守无菌技术、注射原则（操作不熟练，动作不规范，未遵守无菌操作原则、注射原则扣1～4分）	4		
	操作效果	★患者感觉舒适、操作过程无污染、注射成功、患者疼痛感小（无菌物品被污染、穿刺失败扣1～2分；患者反映效果差扣1～2分）	4		
	操作时间	★6 min内完成（超时扣1～3分）	3		
总分			100		

十四　肌内注射

操作准备

1. 护士准备　着装整洁、规范，修剪指甲，规范洗手，戴口罩。

2. 患者准备　明确肌内注射的目的、方法、配合要点。

3. 用物准备

治疗车上层：病历夹（医嘱）、治疗本（注射卡）、治疗盘、药物（0.9% 氯化钠溶液 100 mL）、无菌棉签、碘伏、注射器（5 mL）、方盘或一次性治疗巾、弯盘、手消液。

治疗车下层：医疗垃圾桶、生活垃圾桶、锐器盒。

自备：笔、挂表、口罩，必要时备剪刀、砂轮、启瓶器和盐酸肾上腺素注射液。

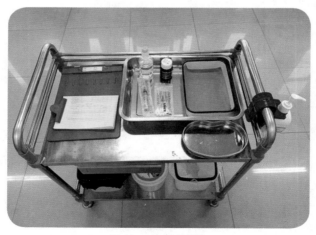

图 14-1　治疗车用物

4. 环境准备　安静整洁、光线充足、舒适安全。

操作过程

环境为病室内，已整理床单位，推备齐用物的治疗车平床尾。

1. 报幕

尊敬的评委老师好，我是××号考生，我操作的是肌内注射，指甲已修剪，操作开始。

2. 核对解释

请评委老师和我一起核对医嘱和注射卡，25床王明，0.9%氯化钠溶液2 mL肌内注射，st，谢谢评委老师。核对床位卡，25床王明。**（患者称谓：如奶奶、爷爷、叔叔、阿姨、姐姐等）**××，您好，我是您的治疗护士，请告诉我您的床号和姓名。请让我看一下您的手腕带**（图14-2）**。王明，由于病情需要，我遵医嘱为您肌内注射0.9%氯化钠溶液2 mL。注射部位是臀部，我需要检查一下注射部位情况，关闭门窗，拉上床围。请侧卧背对我，上腿伸直、下腿弯曲，暴露患者臀部，取髂前上棘与尾骨连线的外上1/3处为注射部位，皮肤完好，这里疼吗？无瘢痕，无硬结，一会儿就在这里注射好吗？请保持姿势不动。请问还有其他需要吗？请稍等，我去准备用物。

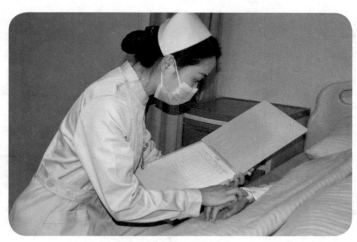

图 14-2 核对手腕带

3. 洗手、评估、戴口罩

（手消液在有效期内）规范洗手，操作环境安静整洁，光线充足，患者能主动配合此次操作，戴口罩。

4. 处置前核对

核对医嘱和注射卡，25床王明，0.9%氯化钠溶液2 mL肌内注射，st。

5. 备药

检查药液（图14-3）：0.9%氯化钠溶液100 mL在有效期内，瓶盖（拉环）无松动，对光检查，药液澄清透明无絮状物，瓶底瓶身无裂缝，启瓶盖，瓶贴上写开瓶时间。棉签在有效期内；碘伏在有效期内，消毒瓶口2次。一次性注射器在有效期内，包装完好无漏气，旋紧针头衔接处，取出一次性注射器，松动活塞，注射器完好通畅，用正确的方法抽取0.9%氯化钠溶液2 mL（图14-4），抽毕排气（图14-5）。再次核对，25床王明，

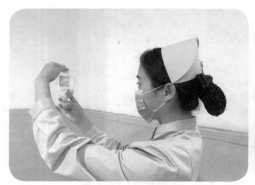
图14-3 检查药液

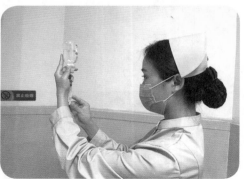
图14-4 抽吸药液

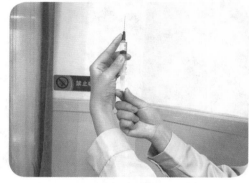
图14-5 排气

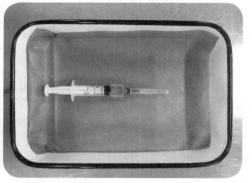
图14-6 配好的药液

0.9% 氯化钠溶液 2 mL 肌内注射，抽好药液的注射器放入方盘（图 14-6）或一次性治疗巾中待用。再次消毒瓶口 1 次，液体瓶放入治疗盘内。

6. 处置中核对

推治疗车至床旁，核对医嘱。您好，请您再次告诉我您的床号和姓名。请让我看一下您的手腕带。

7. 消毒、进针、推药

王明，药液已经准备好了，现在我为您消毒，有一点凉，请忍耐一下，以注射点为中心棉签消毒皮肤两次（图 14-7），面积不小于 5 cm×5 cm，第一次消毒面积大于第二次。取一根干棉签置于左手指间，查对医嘱和注射卡，取出注射器，取下针帽置于医疗垃圾桶内，排尽空气。左手拇指和食指分开皮肤，右手持注射器，食指固定针筒，中指固定针栓，王明，我为您进针了，请放松，（甩腕）针头与皮肤呈 90° 快速刺入肌内（图 14-8），深度为针梗的 2/3，右手固定针栓，松开左手，抽回血（图 14-9），无回血后缓慢注入药液（图 14-10），有一点胀，马上就好了。

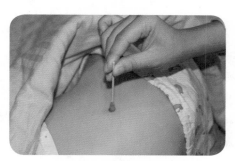

图 14-7　消毒注射部位

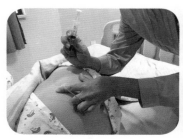 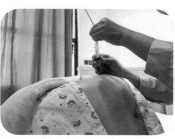 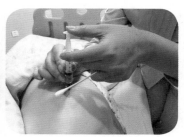

图 14-8　进针　　　　　　　图 14-9　抽回血　　　　　　　图 14-10　注入药液

8. 拔针处置

注射完毕，左手用干棉签轻轻置于针刺处，右手快速拔针（图14-11），王明，请

轻轻按压至不出血，拿出棉签，盖好盖被，棉签置于医疗垃圾桶；针头在锐器盒上分离

并置于锐器盒，空针置于医疗垃圾桶，弯盘置于治疗车下层。

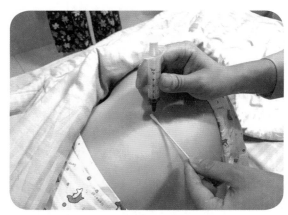

图 14-11 拔针

9. 处置后核对

核对医嘱。 请再次告诉我您的床号和姓名。请再让我看一下您的手腕带。

10. 整理记录

王明，刚刚为您进行了肌内注射，我现在为您检查一下注射部位，很好，没有问题。

现在的卧位舒适吗？**整理床单位，** 还有其他需要吗？床旁呼叫器放枕边了，有什么需要

可以随时呼叫我们，请您好好休息。收起床围，打开门窗。**规范洗手，** 取口罩置于医疗

垃圾桶，记录。

11. 报告

报告，用物进行分类处置，操作完毕。

医嘱

医嘱单

姓名：王明　性别：男　年龄：32 岁　科别：呼吸内科　床号：25 床　住院号：20200298

日期	时间	医嘱	医生签名	执行时间	执行者签名
2020-08-18	08：30	0.9% 氯化钠溶液 2 mL 肌内注射，st	李清		

记录单

注射卡

姓名：　　性别：　　年龄：　　科别：　　床号：　　住院号：

日期	时间	药物名称	剂量	用法	注射反应	执行者签名

考核标准

表 14-1 肌内注射考核标准

考号_____　　姓名_____　　得分_____　　考评人_____

项目		考核要点及要求	分值	扣分	得分
操作准备（15分）	护士	★符合职业要求（衣、帽、鞋整洁，不佩戴饰品、无浓妆、头发无染色）	4		
	患者	★明确操作目的、方法、配合要点（未告知操作目的、方法、配合要点酌情扣 1～3 分）	3		
	用物	★用物备齐、放置合理（每缺少一样物品扣1分，扣完为止）	5		
	环境	★安静整洁、光线明亮、舒适安全（环境不合时宜酌情扣分 1～3 分）	3		

续表

项目		考核要点及要求	分值	扣分	得分
操作过程 （70分）	报幕	★报幕（未报幕扣1分） ★仪表大方、举止端庄、步态轻盈（情绪紧张，精神不饱满，姿态不端正，有上述情况之一扣1分） ★语言流畅、面部表情佳（语言不流畅扣1分；面部表情不佳扣1分）	4		
	核对解释	★核对床号、姓名、手腕带，向患者解释，以取得合作（未核对床号、姓名、手腕带各扣1分；核对不规范扣1分；未解释或解释不妥扣1分） ★选择合适体位（未取合适体位扣1分） ★关闭门窗，拉上床围（未关闭门窗，拉上床围扣1分） ★选择注射部位并检查皮肤情况（未正确选择注射部位或未检查注射部位皮肤情况扣1～2分）	9		
	洗手、评估、戴口罩	★规范洗手（未洗手或洗手不正确扣1分） ★评估环境（环境准备未口述或陈述不全扣1～2分） ★戴口罩（未戴口罩或戴口罩不规范扣1分）	4		
	处置前核对	★再次核对（未再次核对扣1分）	1		
	备药	★严格检查药液名称、有效期、溶液质量（检查药液名称、有效期、溶液质量不正确各扣2分） ★正确消毒瓶口瓶颈（消毒方法不正确扣1分） ★正确抽吸药液，剂量准确（吸药手法不正确或剂量不准确扣1～2分） ★排尽空气，再次核对药物，注射器放方盘备用（排气方法不正确、浪费药液、注射器放置方法不正确各扣2分；未再次核对药物扣1分）	16		
	处置中核对	★核对（未核对扣1分）	1		
	消毒、进针、推药	★消毒注射皮肤（未消毒或消毒不规范扣1～4分） ★取出注射器，再次排气（未再次排气扣2分） ★左手绷紧皮肤，右手持注射器，食指固定针栓，针尖与皮肤呈90°快速将针梗的2/3刺入肌内 右手固定针栓，左手松开绷紧的皮肤，抽吸无回血，缓慢推药（皮肤未绷紧、持针手法不正确、进针角度、深度不当各扣2分；未抽回血扣2分；推药方法不正确或推药速度过快扣1～3分）	19		
	拔针处置	★注射完毕，迅速拔出针头，用干棉签轻压进针点，迅速拔出针头，按压片刻（拔针方法不正确扣2分；未使用棉签按压扣2分） ★分离针头放入锐器盒，空针放入医疗垃圾桶（处置注射器方法不正确扣2分）	6		
	处置后核对	★再次核对（未再次核对扣1分）	1		

项目		考核要点及要求	分值	扣分	得分
操作过程（70分）	整理记录	★检查注射部位（未检查注射部位扣1分） ★协助患者取舒适卧位（未安置患者舒适卧位扣1分） ★整理床单位（整理不规范或未整理扣1分） ★询问患者有无其他需要（未询问扣1分） ★拉上床围，关闭门窗（未拉上床围，关闭门窗扣1分） ★规范洗手（未洗手或洗手不正确扣1分） ★取口罩（未取下口罩扣1分） ★记录（未记录扣1分）	8		
	报告	★操作结束（未报告扣1分）	1		
操作评价（15分）	操作状态	★仪表大方、举止端庄、语言流畅、面部表情佳	4		
	操作方法	★操作熟练，动作规范，严格遵守无菌技术、注射原则（操作不熟练、动作不规范，未遵守无菌操作原则、注射原则扣1～4分）	4		
	操作效果	★患者感觉舒适、操作过程无污染、注射成功、患者疼痛感小（无菌物品被污染、穿刺失败扣1～2分；患者反映效果差扣1～2分）	4		
	操作时间	★7 min内完成（超时扣1～3分）	3		
总分			100		

十五　密闭式头皮针周围静脉输液

🦋 操作准备

1. 护士准备　着装整洁、规范，修剪指甲，规范洗手，必要时戴手套。

2. 患者准备　明确静脉输液的目的、方法、配合要点。

3. 用物准备

治疗车上层：病历夹（医嘱）、治疗本（输液记录单）、治疗盘、药液及液体（遵医嘱）（0.9%氯化钠溶液 100 mL）、瓶签、碘伏、无菌棉签、一次性输液器、无菌输液贴或胶布、弯盘、止血带、一次性治疗巾、小垫枕、剪刀、手消液。

治疗车下层：生活垃圾桶、医疗垃圾桶、锐器盒、剪刀。

自备：笔、挂表、口罩，必要时备 20 mL 注射器、砂轮、启瓶器和盐酸肾上腺素注射液。

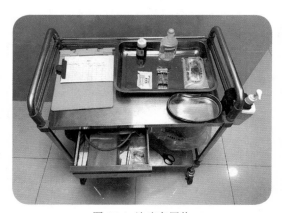

图 15-1　治疗车用物

4. 环境准备　安静整洁、光线充足、舒适安全。

操作过程

环境为病室内，已整理床单位，推备齐用物的治疗车平床尾。

一、报幕

尊敬的评委老师好，我是 ×× 号考生，我操作的是密闭式头皮针周围静脉输液，指甲已修剪，操作开始。

二、输液

1. 核对解释

请评委老师和我一起核对医嘱和输液记录单，25 床王明，0.9% 氯化钠溶液 100 mL，静脉滴注，50 滴/min，st，谢谢评委老师。**核对床位卡，25 床王明。**（患者称谓：如奶奶、爷爷、叔叔、阿姨、姐姐等）××，您好，我是您的治疗护士，请告诉我您的床号和姓名。请让我看一下您的手腕带（图 15-2）。王明，由于病情需要，我遵医嘱为您输入 0.9% 氯化钠溶液 100 mL。来，请让我看一下您右手手背血管情况，手挺暖和的，皮肤完好，无瘢痕，无硬结，血管粗直有弹性，请活动一下上肢，活动自如。一会儿我就在这里穿刺好吗？由于输液的时间比较长，需要协助您上卫生间吗？您现在的卧位还舒适吗？这是我为您准备的输液架，**根据情况调好输液架的高度，**小心别碰着，请稍等，我去准备用物。

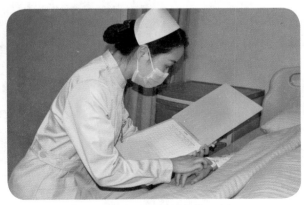

图 15-2　核对手腕带

临床护理基本技能

2. 洗手、评估、戴口罩

（手消液在有效期内）规范洗手，操作环境安静整洁，光线充足，患者能主动配合此次操作，戴口罩。

3. 处置前核对

核对医嘱和输液记录单，25床王明，0.9%氯化钠溶液100 mL，静脉滴注，50滴/min，st。

4. 备药

检查药液（图15-3）：0.9%氯化钠溶液100 mL在有效期内，瓶盖（拉环）无松动，对光检查，药液澄清透明无絮状物，瓶底瓶身无裂缝，在溶液标签旁倒贴瓶贴：25床王明，0.9%氯化钠溶液100 mL静脉滴注，50滴/min。启瓶盖，无菌棉签在有效期内，碘伏在有效期内，无菌棉签蘸消毒液消毒瓶口2次（图15-4，图15-5）。检查输液器，一次性输液器在有效期内，包装完好，无漏气，旋紧头皮针连接处，打开输液器包装，取出输液器针头，取下输液器针帽置于医疗垃圾桶，将输液器针头插入瓶塞（图15-6）至根部并将输液器袋套在药瓶上。核对药液：25床王明，0.9%氯化钠溶液100 mL，静脉滴注，50滴/min，放入治疗盘内。

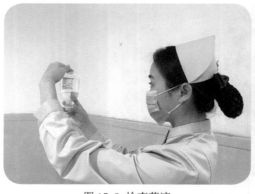

图15-3 检查药液

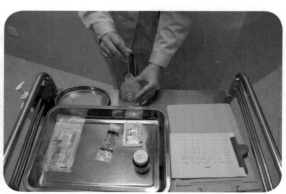

图15-4 消毒瓶口1

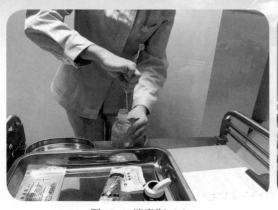
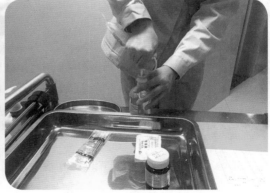

图 15-5　消毒瓶口 2　　　　　　　　　　图 15-6　插输液器

5. 处置中核对

推治疗车至床旁，核对医嘱。您好，请告诉我您的床号和姓名。

6. 挂瓶排气

25 床王明，用物准备好了，我现在为您输液。取下输液器外包装置于生活垃圾桶，取出输液器，关闭输液器的调节器，输液架挂钩无松动，将输液瓶挂于输液架上，排气时液面平茂菲滴壶 1/2 ～ 2/3，初次排气至头皮针连接处（图 15-7），检查输液管（图 15-8），对光检查无气泡。

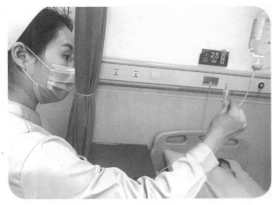
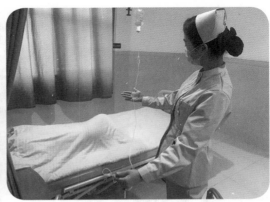

图 15-7　初次排气　　　　　　　　　　图 15-8　检管

7. 扎带消毒

用一次性治疗巾包裹的小垫枕和止血带置于患者手腕，来，我为您垫小垫枕。检查输液贴，输液贴在有效期内，在小垫枕上贴输液贴。现在为您消毒，有点凉，以进针点为中心皮肤消毒 1 次，面积不小于 5 cm×5 cm，在穿刺点上方约 6 cm 处扎止血带，我为您扎止血带，有点紧，我再次为您消毒（图 15-9），第二次消毒范围小于第一次。

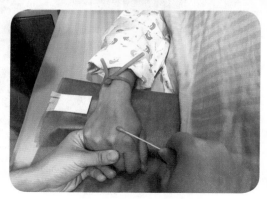

图 15-9 消毒注射部位

8. 排气穿刺

再次排气滴出药液不超过 3 滴为宜，保持针尖向下，检查有无气泡（对光检查，无气泡），再次核对医嘱、输液记录单及瓶贴，25 床王明，0.9% 氯化钠溶液 100 mL，静脉滴注，50 滴 /min，st。请再次告诉我您的床号和姓名。现在我为您输液，请握拳，固定血管，针头与皮肤呈 15°～30°进针（图 15-10），会有点疼，请不要担心，见回血后将针头沿血管方向潜行少许（图 15-11），穿刺成功后固定针柄，"三松"（请松拳、松止血带、松调节器），观察液体滴入通畅情况，有不舒服吗？用三片输液贴分别固定输液针头（图 15-12）。

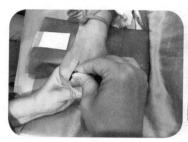

图 15-10 进针

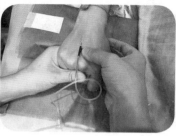

图 15-11 进针后见回血

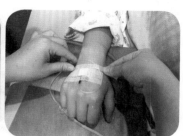

图 15-12 固定输液针头

9. 调节滴速

取下秒表和滴壶平对调节滴速（图 15-13），时间大于 15 s，根据患者年龄、病情及药物性质调节滴速为 50 滴 /min。

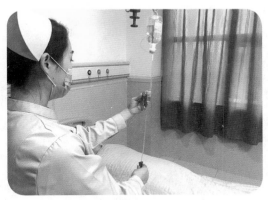

图 15-13　调节滴速

10. 处置后核对

核对医嘱，请再次告诉我您的床号和姓名。请再让我看一下您的手腕带。

11. 整理记录

王明，刚刚我遵医嘱为您输入 0.9% 氯化钠溶液 100 mL，请问您有不舒服的地方吗？我检查一下穿刺部位情况，很好，没有问题，取回小垫枕和止血带，一次性治疗巾置于医疗垃圾桶，小垫枕置于治疗车下层（暴晒后备用），止血带置于治疗车下层。王明，您的液体已经输好了，请您和您的家人不要调节滴速，请您不要随意活动输液的手臂，若输液过程中有任何不适，请按床旁呼叫器通知我，现在的卧位舒适吗？您好好休息。整理床单位，置弯盘于治疗车下层。规范洗手并记录，将输液记录单挂到输液瓶旁。

三、拔针

15 ~ 30 min 巡视病房，输液完毕，拔针。

1. 核对解释及拔针

查看医嘱、输液记录单和瓶贴，您好，请告诉我您的床号和姓名。25 床王明，请让我看一下手腕带。王明，您的药液已经输完了，我为您拔针，拔针后请像我这样（左手拇指轻轻竖压在右手穿刺点上）轻轻按压穿刺部位直至不出血。揭下输液贴，关闭调节器，轻压穿刺点上方迅速反折拔针（图15-14），来，王明，轻轻按压至不出血，请不要揉搓。分离针头（用剪刀剪断针头连接处）置入锐器盒，输液管置于医疗垃圾桶，输液瓶置于治疗车下层的弯盘内。

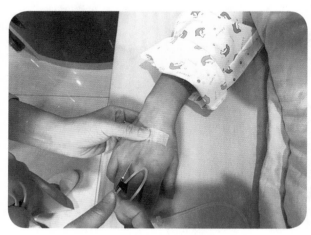

图 15-14 拔针

2. 整理记录

王明，您的药液已经输完了，现在的卧位舒适吗？整理床单位，还有其他需要吗？床旁呼叫器放枕边了，有需要随时呼叫我，请您好好休息。规范洗手，取口罩置于医疗垃圾桶内。取下输液记录单，记录。

3. 报告

报告，用物进行分类处理，操作完毕。

医嘱

医嘱单

姓名：王明　性别：男　年龄：32 岁　科别：呼吸内科　床号：25 床　住院号：20200298

日期	时间	医嘱	医生签名	执行时间	执行者签名
2020-08-18	08：00	0.9% 氯化钠溶液 100 mL 静脉滴注 50 滴 /min，st	李清		

记录单

输液记录单

姓名：　　　性别：　　　年龄：　　　科别：　　　床号：　　　住院号：

日期	医嘱	开始		停止		
		时间	执行者签名	时间	输液后反应	执行者签名

考核标准

表 15-1 密闭式头皮针周围静脉输液考核标准

考号_____　　姓名_____　　得分_____　　考评人_____

项目		考核要点及要求	分值	扣分	得分
操作准备（15分）	护士	★符合职业要求（衣、帽、鞋整洁，不佩戴饰品、无浓妆、头发无染色）	4		
	患者	★明确操作目的、方法、配合要点（未告知操作目的、方法、配合要点酌情扣 1～3 分）	3		
	用物	★用物备齐、放置合理（每缺少一样物品扣 1 分，扣完为止）	5		
	环境	★安静整洁、光线明亮、舒适安全（环境不合时宜酌情扣分 1～3 分）	3		

续表

项目			考核要点及要求	分值	扣分	得分
操作过程（70分）	输液	报幕	★报幕（未报幕扣1分） ★仪表大方、举止端庄、步态轻盈（情绪紧张，精神不饱满，姿态不端正，有上述情况之一扣1分） ★语言流畅、面部表情佳（语言不流畅扣1分；面部表情不佳扣1分）	4		
		核对解释	★核对床号、姓名、手腕带，向患者解释，以取得合作（未核对床号、姓名、手腕带各扣1分；核对不规范扣1分；未解释或解释不妥扣1分） ★选择合适体位（未取合适体位扣1分） ★选择穿刺部位并检查此处皮肤情况（未正确选择穿刺部位或未检查穿刺部位皮肤情况扣1～3分）	8		
		洗手、评估、戴口罩	★规范洗手（未洗手或洗手不正确扣1分） ★评估环境（环境准备未口述或陈述不全扣1分） ★戴口罩（未戴口罩或戴口罩不规范扣1分）	3		
		处置前核对	★再次核对（未再次核对扣1分）	1		
		备药	★严格检查药液、溶液质量（查药液名称、有效期、溶液质量不正确、不全酌情扣1～2分） ★消毒瓶口（消毒方法不正确扣1分；跨越无菌区扣1分） ★正确配药，剂量准确（配药手法不正确或剂量不准确扣1～2分） ★检查输液器有效期、包装，关闭调节器，取出输液器，将输液针头根部插入瓶塞，核对药液（未检查输液器扣1分；如已过期或包装不完好仍使用扣1分；污染输液器扣2分；排气方法不正确、浪费药液各扣1分；未再次核对药物扣1分）	15		
		处置中核对	★核对（未核对扣1分）	1		
		挂瓶排气	★将输液瓶挂于输液架上并排出输液管内空气（未检查输液架挂钩1分；排气方法不当或一次未成功各扣1分；排气时滴出药液扣1分；针头部放置不妥扣1分）	4		
		扎带消毒	★放一次性治疗巾包裹的小垫枕和止血带，选好静脉（未放一次性治疗巾扣0.5分；未放止血带0.5分） ★备输液贴（未备输液贴扣1分） ★常规消毒穿刺部位皮肤1次（消毒方法不正确扣0.5分；消毒范围不对扣0.5分） ★在穿刺点上方6 cm扎止血（扎止血带方法、部位不正确各扣1分） ★再次消毒（消毒方法不正确扣0.5分；消毒范围不对扣0.5分）	5		

项目			考核要点及要求	分值	扣分	得分
操作过程（70分）	输液	排气穿刺	★再次排气（未再次排气扣1分） ★核对床号、姓名、药名、浓度、剂量、用法、时间（未核对或核对不全酌情扣1～5分） ★正确进针（绷皮不当或角度不对扣0.5分；见回血未进针少许扣0.5分；污染针梗、针孔处扣1分） ★"三松"：嘱患者松拳、松止血带、松调节器（未"三松"各扣0.5分） ★观察液体滴入情况（穿刺不成功扣2分；未观察或滴入不畅酌情扣1～2分） ★用输液贴固定针头及输液管（固定不当扣1分）	15		
		调节滴速	★正确调节输液速度（未调节不得分；滴速不正确酌情扣分）	2		
		处置后核对	★再次核对（未再次核对扣1分）	1		
		整理记录	★检查穿刺部位（未检查穿刺部位扣0.5分） ★交代患者注意事项（未交代注意事项扣0.5分） ★协助患者取舒适卧位（未安置患者舒适卧位扣0.5分） ★整理床单位（整理不规范或未整理扣0.5分） ★规范洗手（未洗手或洗手不正确扣1分） ★记录，挂输液记录单（未记录扣0.5分；未挂输液记录单扣0.5分）	4		
	拔针	核对解释及拔针	★核对解释，取输液贴，关调节器，迅速拔出针头，（未核对解释扣1分；胶布乱贴扣0.5分；未正确拔针扣0.5分） ★按压片刻至不出血，协助患者取舒适卧位（拔针后有出血、针头溢液、出血酌情扣0.5分；未交代注意事项扣0.5分）	3		
		整理记录	★协助患者取舒适卧位（未安置患者舒适卧位扣0.5分） ★整理床单位（整理不规范或未整理扣0.5分） ★询问患者有无其他需要（未询问扣0.5分） ★规范洗手（未洗手或洗手不正确扣0.5分） ★取口罩（未取下口罩扣0.5分） ★记录（未记录扣0.5分）	3		
		报告	★操作结束（未报告扣1分）	1		
操作评价（15分）		操作状态	★仪表大方、举止端庄、语言流畅、面部表情佳	4		
		操作方法	★操作熟练，动作规范，严格遵守无菌原则（操作不熟练、动作不规范、未遵守无菌操作原则扣1～4分）	4		
		操作效果	★患者感觉舒适、操作过程无污染、穿刺成功、患者疼痛感小（无菌物品被污染、穿刺失败扣1～2分；患者反映效果差扣1～2分）	4		
		操作时间	★12 min内完成（超时扣1～3分）	3		
总分				100		

十六 （氧气筒）双侧鼻导管吸氧

操作准备

1. 护士准备　着装整洁，规范，修剪指甲，规范洗手，戴口罩。

2. 患者准备　明确操作目的、方法、配合要点。

3. 用物准备

多功能护理模拟人、氧气筒。

治疗车上层：病历夹（医嘱）、治疗本（吸氧记录单）、治疗盘、氧气表（通气管用无菌纱块包裹）、湿化瓶（盛装 1/3 ～ 1/2 冷开水或蒸馏水）、双腔鼻导管、治疗碗（冷开水）、纱块 2、一次性治疗巾、无菌棉签、手电筒、扳手、手消液。

治疗车下层：医疗垃圾桶、生活垃圾桶。

自备：笔、挂表、口罩。

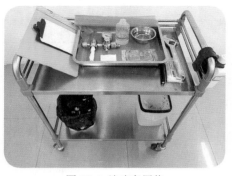

图 16-1 治疗车用物

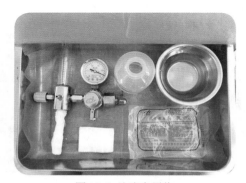

图 16-2 治疗盘用物

4. 环境准备　安静整洁、光线充足、舒适安全。

操作过程

环境为病室内，已整理床单位，推备齐用物的治疗车平床尾。

报幕

尊敬的评委老师好，我是 ×× 号考生，我操作的是（氧气筒）双侧鼻导管吸氧，指甲已修剪，操作开始。

一、吸氧

1. 核对解释

请评委老师和我一起核对医嘱和护理记录单，25 床王明，双侧鼻导管吸氧，氧流量 2 L/min，持续吸氧，谢谢评委老师。**核对床位卡，25 床王明。**（患者称谓：如奶奶；爷爷；叔叔；阿姨；姐姐等）××，您好，我是您的治疗护士，请告诉我您的床号和姓名？请让我看一下您的手腕带 **(图 16-3)**。王明，由于您缺氧，我遵医嘱为您吸氧，以缓解您的不适，请问您鼻腔做过手术吗？请让我检查一下您鼻腔情况，**取手电筒检查鼻腔（图 16-4）**，请闭眼，**用挡光的手触及鼻部查看**，鼻腔黏膜完好，我检查一下您的鼻腔通气情况 **(图 16-5)**，请呼气，再呼气，两侧鼻腔均通畅，待会我们就进行双侧鼻导管吸氧，请问还有其他需要吗？请稍等，我去准备用物，**放回手电筒**。

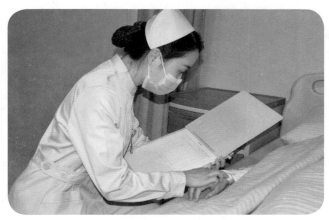

图 16-3 核对手腕带

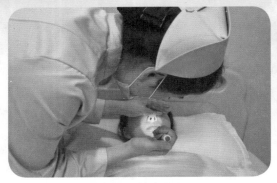

图 16-4　检查鼻腔

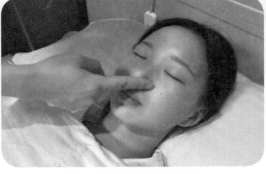

图 16-5　判断鼻腔通气情况

检查氧气筒上标识，有有氧和安全用氧标识，取下氧气筒防尘盖置于治疗车上。

2. 洗手、评估、戴口罩

（手消液在有效期内）规范洗手，操作环境安静安全，适时关闭门窗，调节室温 24 ℃ ~ 26 ℃；患者能主动配合此次操作，戴口罩。

3. 处置前核对

核对医嘱，请再次告诉我您的床号和姓名？请让我看一下您的手腕带。

4. 清洁鼻腔

王明，我现在为您清洁鼻腔，无菌棉签在有效期内，取无菌棉签蘸冷开水清洁鼻腔（图 16-6），一侧鼻腔使用一根棉签，可能有点痒，请忍耐一下，棉签使用后置于医疗垃圾桶。

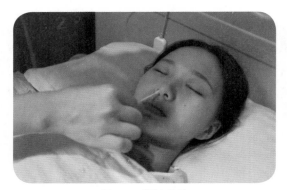

图 16-6　清洁鼻腔

5. 吹尘上表

王明，我现在为氧气筒除尘，声音有一点大，请不要紧张，打开总开关，使少量氧气从气门流出，关好总开关。取下氧气表上包裹通气管的纱块，将氧气表稍后倾接于氧气筒的气门上，用手初步拧紧，再用扳手拧紧（图16-7），使氧气表直立。关流量开关，打开总开关，检查有无漏气，耳听手触无漏气（图16-8）。

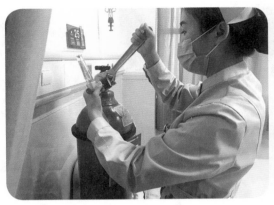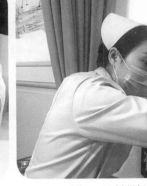

图16-7 上氧气表　　　　　　　　　　图16-8 判断氧气装置有无漏气

连接盛有1/3～1/2冷开水的湿化瓶（图16-9），连接鼻导管。一次性双侧鼻导管在有效期内，包装完好，无漏气，开包装，将外包装置于生活垃圾桶，连接鼻导管。

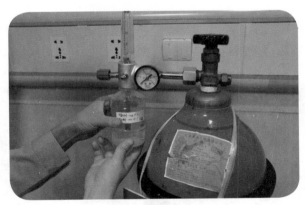

图16-9 装湿化瓶

6. 处置中核对

核对医嘱和吸氧记录单，25床王明，双侧鼻导管吸氧，氧流量2 L/min，持续吸氧。

7. 调节流量

调节氧流量为2 L/min。

8. 润管检查

将鼻导管置于冷开水中湿润并测试是否通畅（图16-10），鼻导管通畅。

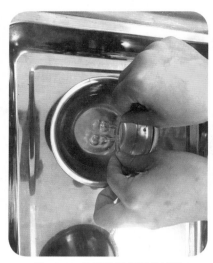

图 16-10 检查鼻导管通畅情况

9. 插管固定

王明，氧流量已调为 2 L/min 了，现在为您戴上鼻导管，将鼻导管轻轻插入双侧鼻腔（图16-11），鼻导管经耳后固定于下颌（图16-12），松紧适宜吗？

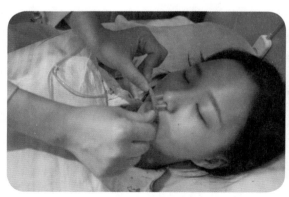

图 16-11 戴鼻氧管

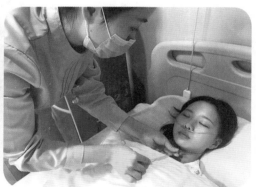

图 16-12 调节鼻氧管

10. 处置后核对

核对医嘱，请再次告诉我您的床号和姓名。请再让我看一下您的手腕带。

11. 整理记录

王明，氧气已经为您吸上了，氧流量为 2 L/min，持续吸氧，请您和您的家人不要调节氧流量。氧气是助燃物品，请不要在室内吸烟或使用明火；不要撞击和搬动氧气筒；不要用有油的手去触摸氧气筒。请问您现在的卧位舒适吗？**整理床单位**，如果有什么需要，请按床旁呼叫器呼叫我们，我也会随时过来看您的，谢谢您的配合。**规范洗手并记录，将带有吸氧记录单的治疗本挂于氧气筒上。**

二、停氧

经过一段时间吸氧，患者缺氧症状得到改善，遵医嘱停氧。

1. 核对解释

核对医嘱和护理记录单。核对床位卡，请再次告诉我您的床号和姓名？ 请让我看一下您的手腕带，王明，您现在感觉好些了吗？您的缺氧症状已经改善，我遵医嘱为您停氧。

2. 停氧

手持纱块取下鼻导管（图 16-13），关总开关，放余氧，关流量开关，取下鼻导管将纱块和鼻导管置于医疗垃圾桶，再取纱块清理鼻部周围，纱块置于医疗垃圾桶。卸下通气管及湿化瓶置于治疗车下层，取下氧气表放治疗车上。

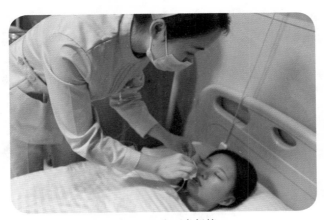

图 16-13 取下鼻氧管

3. 整理记录

王明，吸氧已经结束了，您现在卧位还舒适吗？**整理床单位**，还有其他需要吗？床旁呼叫器已经放您枕边了，有需要可以随时呼叫我们，请您好好休息。**取下护理记录单放治疗车上层，盖回氧气筒防尘盖。规范洗手，取口罩置医疗垃圾桶，记录。**

4. 报告

报告，用物进行分类处理，操作完毕。

医嘱

医嘱单

姓名：王明　性别：男　年龄：32 岁　科别：呼吸内科　床号：25 床　住院号：20200298

日期	时间	医嘱	医生签名	执行时间	执行者签名
2020-02-18	08：00	双侧鼻导管吸氧 2 L/min 持续吸氧	李清		

记录单

护理记录单（双侧鼻导管吸氧）

姓名：　　性别：　　年龄：　　科别：　　床号：　　住院号：

日期	流量	开始时间	结束时间	患者反应	执行者签名

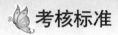 **考核标准**

表16-1 （氧气筒）双侧鼻导管吸氧考核标准

考号_____ 姓名_____ 得分_____ 考评人_____

项目		考核要点及要求	分值	扣分	得分
操作准备（15分）	护士	★符合职业要求（衣、帽、鞋整洁，不佩戴饰品、无浓妆、头发无染色）	4		
	患者	★明确操作目的、方法、配合要点（未告知操作目的、方法、配合要点酌情扣1～3分）	3		
	用物	★用物备齐、放置合理（每缺少一样物品扣1分，扣完为止）	5		
	环境	★安静整洁、光线明亮、舒适安全、有安全用氧标识（环境不合时宜酌情扣分1～3分）	3		
操作过程（70分）	报幕	★报幕（未报幕扣1分） ★仪表大方、举止端庄、步态轻盈（情绪紧张，精神不饱满，姿态不端正，有上述情况之一扣1分） ★语言流畅、面部表情佳（语言不流畅扣1分；面部表情不佳扣1分）	4		
	吸氧 核对解释	★核对床号、姓名、手腕带，向患者解释，以取得合作（未核对床号、姓名、手腕带各扣1分；核对不规范扣1分；未解释或解释不妥扣1分） ★评估鼻腔状况（评估不正确酌情扣1分） ★检查氧气筒上安全标示（未检查安全标示扣1分） ★取下氧气筒防尘盖（未取下氧气筒防尘盖扣1分）	8		
	洗手、评估、戴口罩	★规范洗手（未洗手或洗手不正确扣1分） ★评估环境（环境准备未口述或陈述不全扣1～2分） ★戴口罩（未戴口罩或戴口罩不规范扣1分）	4		
	处置前核对	★再次核对（未再次核对扣1分）	1		
	清洁鼻腔	★取两根湿棉签分别清洁患者两侧鼻腔（未清洁不得分；清洁一侧扣1分；棉签未浸湿或水过多扣1～2分）	5		
	吹尘上表	★开总开关，吹尘（开关方向不熟扣1分；声响过大扣1分） ★安装氧气表，使氧气表直立（氧气表未直立扣1分） ★关紧流量开关，打开总开关，检查有无漏气（氧气表漏气扣2分） ★装上盛装1/3～1/2冷开水的湿化瓶（湿化瓶内盛水量不合适扣2分） ★连接鼻导管（未检查鼻导管质量及口述各扣1分；鼻导管与氧气表连接不紧密扣2分）	10		

续表

项目			考核要点及要求	分值	扣分	得分
操作过程（70分）	吸氧	处置中核对	★核对（未核对扣1分）	1		
		调节流量	★调节氧流量，氧流量调节为2 L/min（氧流量调节不正确或未调节扣1～3分）	3		
		湿润检查	★将鼻导管置于冷开水中湿润并测试是否通畅（未湿润扣2分；未测试是否通畅扣2分）	4		
		插管固定	★将鼻导管轻轻插入双侧鼻腔（导管未插入鼻孔扣2分） ★松紧适宜（固定不当，不美观，动作不轻柔，未询问松紧酌情扣1分）	3		
		处置后核对	★再次核对（未再次核对扣1分）	1		
		整理记录	★交代患者注意事项（未交代注意事项扣1分；交代不完善扣1分） ★协助患者取舒适卧位（未安置患者舒适卧位扣1分） ★整理床单位（整理不规范或未整理扣1分） ★规范洗手（未洗手或洗手不正确扣1分） ★记录（一项未记录扣1分）	6		
	停氧	核对解释	★核对（未核对扣1分） ★解释（未解释扣1分）	2		
		停氧	★手持纱布取下鼻导管（方法不当扣1分） ★关总开关，放余氧关流量开关（未关总开关扣2分；未放余气扣2分；未关流量开关扣2分） ★清理鼻部分泌物（未清理扣1分） ★卸下湿化瓶和通气管（未卸下湿化瓶和通气管扣2分） ★取下氧气表（未取下扣1分）	11		
		整理记录	★协助患者取舒适卧位（未安置患者舒适卧位扣1分） ★整理床单位（整理不规范或未整理扣1分） ★询问患者有无其他需要（未询问扣1分） ★规范洗手（未洗手或洗手不正确扣1分） ★取口罩（未取下口罩扣1分） ★记录（未记录扣1分）	6		
		报告	★操作结束（未报告扣1分）	1		
操作评价（15分）	操作状态		★仪表大方、举止端庄、语言流畅、面部表情佳	4		
	操作方法		★操作熟练，动作规范（操作不熟练、动作不规范扣1～4分）	4		
	操作效果		★患者感觉舒适、呼吸平稳（酌情扣1～4分）	4		
	操作时间		★7 min内完成（超时扣1～3分）	3		
总分				100		

十七　经鼻腔吸痰

操作准备

1. 护士准备　着装整洁，规范，修剪指甲，规范洗手，戴口罩。

2. 患者准备　明确吸痰的目的、方法、配合要点。

3. 用物准备

电动吸痰器。

治疗车上层：病历夹（医嘱）、治疗本（护理记录单）、治疗盘（盛有适量无菌生理盐水的治疗碗2个，分别是试吸液和冲洗液、无菌纱块）、治疗巾、标签、无菌手套、手电筒、一次性吸痰管多根、听诊器、手消液。

治疗车下层：生活垃圾桶、医疗垃圾桶。

自备：笔、挂表、口罩，必要时备剪刀和连接管。

备注：吸痰用物可根据实际准备。

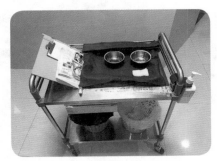

图 17-1　治疗车用物

4. 环境准备　安静整洁、光线充足、宽敞安全。

操作过程

环境为病室内，置电动吸痰器于床旁桌上，推备齐用物的治疗车平床尾。

1. 报幕

尊敬的评委老师好，我是 ×× 号考生，我操作的是经鼻腔吸痰，指甲已修剪，操作开始。

2. 核对解释

请评委老师和我一起核对医嘱和护理记录单，25 床王明，经鼻腔吸痰，谢谢评委老师。核对床位卡，推治疗车至床旁，25 床王明。（患者称谓：如奶奶、爷爷、叔叔、阿姨、姐姐等）××，您好，我是您的治疗护士，请告诉我您的床号和姓名？请让我看一下您的手腕带（图 17-2）。王明，由于您气管内痰多又不能咳出，我遵医嘱为您经鼻腔吸痰，方法是用一根细的管子通过您的鼻腔把痰吸出来，吸痰过程中有些不适，请您别紧张。取手电筒，请让我看一下您的鼻腔情况，用挡光的手触及鼻部查看，请闭眼，鼻腔黏膜完好。请问您还有其他需要吗？请稍等，我去准备用物，放回手电筒。

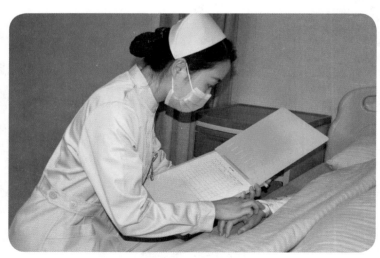

图 17-2 核对手腕带

检查电动吸痰器，储液瓶内盛有 200 mL 含氯消毒液，连接好各连接管，连接吸痰管的连接管末端置于盛有 100 mL 含氯消毒液的玻璃瓶内，接通吸痰器电源，打开电动吸痰器开关，电动吸痰器完好，各连接正确，无漏气，可以使用，调节负压为 0.05 MPa（成人）（图 17-3），关闭电动吸痰器开关。

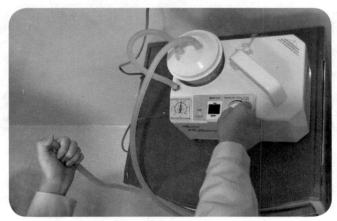

图 17-3 调节负压

3. 洗手、评估、戴口罩

（手消液在有效期内）规范洗手，操作环境安静整洁，光线充足，温湿度适宜，患者生命体征平稳，血氧饱和度 93%，能主动配合此次操作，戴口罩。

4. 处置前核对

核对医嘱，请再次告诉我您的床号和姓名。请让我再看一下您的手腕带。

5. 摆位

王明，用物准备好了，我现在为您吸痰，请将头轻轻偏向我这边（必要时，可准备一次性治疗巾置于患者下颌）。

6. 接管试吸

开无菌盘，无菌盘在有效期内。检查一次性吸痰管，吸痰管在有效期内，包装完好，打开吸痰管包装，暴露吸痰管末端，戴无菌手套，一次性无菌手套在有效期内，包装完好，手套外包装置于生活垃圾桶，戴右手，将连接管和吸痰管相连接（图 17-4），右手持吸痰管，左手取下吸痰管外包装置于生活垃圾桶，关闭吸痰管开关，右手持吸痰管头端置于盛有无菌生理盐水的试吸容器内试吸并湿润吸痰管（图 17-5），吸痰管通畅。

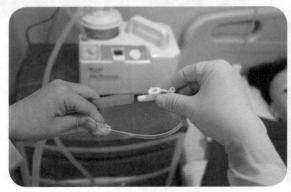

图 17-4 连接吸痰管

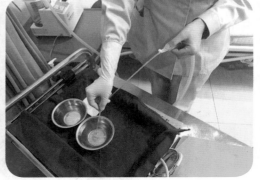

图 17-5 试吸润管

7. 处置中核对

核对医嘱，请告诉我您的床号和姓名。

8. 吸痰

密切监测患者生命体征及血氧饱和度，吸痰前给予患者高流量吸氧 3 ～ 5 min。左手打开吸痰管开关，若吸痰管无开关则反折吸痰管末端，王明，我现在为您插管，请放松，请吸气，右手持吸痰管头端在患者吸气时平稳快速将吸痰管经鼻道插入气管内（图 17-6），插入深度 20 ～ 25 cm，插管时不可有负压，以免损伤呼吸道黏膜。左手拇指堵住吸痰管开关或松开反折部，右手持吸痰管左右旋转并向上提拉吸净痰液（图 17-7），吸痰中密切监测患者生命体征及血氧饱和度，每次吸痰时间不超过 15 s，若痰液未吸净，应休息 3 ～ 5 min 后再吸。吸痰后密切监测患者生命体征，血氧饱和度 98%，将吸痰管头端置于盛有无菌生理盐水的冲洗容器内冲洗，吸痰管冲洗干净，无堵管。关闭电动吸引器开关，脱手套及取下吸痰管一起置于医疗垃圾桶，连接管末端置于盛有 100 mL 含氯消毒液的玻璃瓶内。用无菌纱块清理患者面部的呼吸道分泌物，王明，我帮您清洁一下鼻面部，用过的纱块置于医疗垃圾桶；取听诊器置于患者两侧肺部及气管听患者的呼吸音（图 17-8），王明，我听一下您的呼吸音，已经没有痰鸣音了，将听诊器置于治疗车下层；再次取手电筒检查鼻腔，鼻腔黏膜无损伤、无出血。

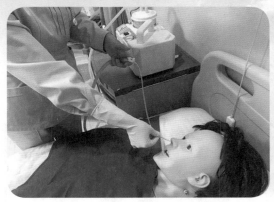

图 17-6 插吸痰管

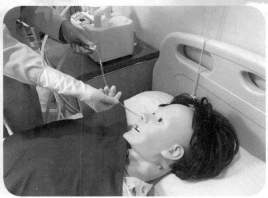

图 17-7 抽吸痰液

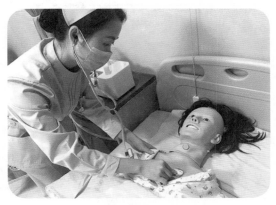

图 17-8 听呼吸音

8. 处置后核对

核对医嘱。请再次告诉我您的床号和姓名。请再让我看一下您的手腕带。

9. 整理记录

王明，刚刚为您把痰吸干净了，您感觉呼吸好些了吗？我协助您取舒适卧位（移回头部），整理床单位，还有其他需要吗？床旁呼叫器放枕边了，有需要可以随时呼叫我们，请您好好休息。拔下电动吸痰器电源。规范洗手，取口罩置于医疗垃圾桶，记录。

11. 报告

报告，用物进行分类处置，操作完毕。

医嘱

医嘱单

姓名：王明　性别：男　年龄：32 岁　科别：呼吸内科　床号：25 床　住院号：20200298

日期	时间	医嘱	医生签名	执行时间	执行者签名
2020-02-18	08：30	经鼻腔吸痰 st	李清		

记录单

护理记录单（经鼻腔吸痰）

姓名：　　　性别：　　　年龄：　　　科别：　　　床号：　　　住院号：

日期	时间	痰液情况				反应	执行者签名
		痰量	颜色	性状	粘稠度		

考核标准

表 17-1 经鼻腔吸痰考核标准

考号＿＿＿＿＿＿＿＿　姓名＿＿＿＿＿＿＿＿　得分＿＿＿＿＿＿＿＿　考评人＿＿＿＿＿＿＿＿

项目		考核要点及要求	分值	扣分	得分
操作准备（15 分）	护士	★符合职业要求（衣、帽、鞋整洁，不佩戴饰品、无浓妆、头发无染色）	4		
	患者	★明确操作目的、方法、配合要点（未告知操作目的、方法、配合要点酌情扣 1～3 分）	3		
	用物	★用物备齐（每缺少一样物品扣 1 分，扣完为止）	5		
	环境	★安静整洁、光线明亮、舒适安全（环境不合时宜酌情扣分 1～3 分）	3		

项目		考核要点及要求	分值	扣分	得分
操作过程（70分）	报幕	★报幕（未报幕扣1分） ★仪表大方、举止端庄、步态轻盈（情绪紧张，精神不饱满，姿态不端正，有上述情况之一扣1分） ★语言流畅、面部表情佳（语言不流畅扣1分；面部表情不佳扣1分）	4		
	核对解释	★核对床号、姓名、手腕带，向患者解释，以取得合作（未核对床号、姓名、手腕带各扣1分；核对不规范扣1分；未解释或解释不妥扣1分） ★评估患者鼻腔情况（未评估扣2分；评估不正确酌情扣1分） ★检查吸痰器性能（未检查扣1分） ★调节负压：成人为0.04～0.053 MPa； 小儿0.02～0.04 MPa（未调节负压扣1分；负压调节不当扣1分）	11		
	洗手、评估、戴口罩	★规范洗手（未洗手或洗手不正确扣1分） ★评估环境（环境准备未口述或陈述不全扣1～2分） ★戴口罩（未戴口罩或戴口罩不规范扣1分）	4		
	处置前核对	★再次核对（未再次核对扣1分）	1		
	摆位	★平卧位，头偏向一侧，面向操作者（未体位不当或卧位不舒适扣2分）	2		
	接管试吸	★右手戴无菌手套（未戴手套或戴手套方式不正确扣2分） ★将连接管和吸痰管连接无污染；用生理盐水试吸，检查并湿润导管（吸痰管污染扣4分；未试吸扣2分）	8		
	处置中核对	★核对（未核对扣1分）	1		
	吸痰	★插入吸痰管20～25 cm（吸痰管插管方式不对扣2分；插入过深扣2分；插入过浅扣2分） ★左右旋转、向上提拉吸痰（吸痰手法错误扣5分；无菌观念不强扣4分） ★边吸边退，吸净呼吸道内分泌物，每次吸引时间不超过15 s，两次间隔3～5 min（吸痰时间过长扣3分） ★观察患者面色（未观察患者面色扣2分） ★吸痰结束，冲洗吸痰管（未冲洗吸痰管及关闭负压吸引扣2分） ★关吸引器的开关（未关吸引器扣1分） ★分离吸痰管置医疗垃圾桶（吸痰管未处置或处置不当扣2分） ★清理患者鼻面部（未清洁鼻面部皮肤扣2分） ★听诊呼吸音（未听诊呼吸音扣2分） ★检查鼻腔（未检查鼻腔黏膜有无损伤扣1分；损伤鼻腔黏膜扣2分）	31		
	处置后核对	★再次核对（未再次核对扣1分）	1		

续表

项目		考核要点及要求	分值	扣分	得分
操作过程（70分）	整理记录	★协助患者取舒适卧位（未安置患者舒适卧位扣1分） ★整理床单位（整理不规范或未整理扣1分） ★询问患者有无其他需要（未询问扣1分） ★规范洗手（未洗手或洗手不正确扣1分） ★取口罩（未取下口罩扣1分） ★记录（未记录扣1分）	6		
	报告	★操作结束（未报告扣1分）	1		
操作评价（15分）	操作状态	★仪表大方、举止端庄、语言流畅、面部表情佳	4		
	操作方法	★操作熟练、动作轻柔、严格无菌技术、呼吸道未发生机械性损伤（操作不熟练、动作不规范、未遵守无菌操作原则各扣1分；呼吸道黏膜损伤扣1分）	4		
	操作效果	★患者感觉舒适、呼吸道分泌物及时吸出，气道通畅，呼吸功能改善，缺氧得以缓解（酌情扣1～4分）	4		
	操作时间	★7 min内完成（超时扣1～3分）	3		
总分			100		

参考文献

[1] 张永莉. 常用基础护理 [M]. 重庆：西南师范大学出版社，2014.

[2] 王瑞敏，陈历健. 基础护理技术实训 [M]. 北京：人民卫生出版社，2015.

附录

护士仪表仪态要求

项目	项目内容		要求
装饰	头发		不染发、不烫发、前不超眉、后不过衣领、耳发不过长
	指甲		指甲不过长，不涂、不染
	饰品		淡妆，不佩戴任何饰品（项链、耳环、手链、手表、脚链等）
着装	戴燕帽		短发： 前不遮眉、后不过肩、侧不掩耳 长发： 将头发梳理整齐盘于脑后梳成发髻，用发卡或头花固定，也可直接戴发网 燕帽： 平整无折，戴正、稳，前后适宜，距发际 4～5 cm，用发卡固定于帽后，以低头或仰头时不脱落为度 发卡： 不显露于帽的外面，尽量选择与帽同色的发卡
	工作服	护士服	大小以衣刚好过膝，袖长刚好在腕部为宜 平整、干净，无皱折、无油渍、无尘污等 扣子全部扣上，如有脱落要及时补齐，不可用胶布粘、大头针别 工作服内衣服的领边、袖边、裙边不得露出
		长裤	要求长短适宜，站立起来裤脚接近地面，后面能垂直遮住 1 cm 鞋跟为宜 脚裤不能与地面接触
	鞋袜		鞋子： 颜色以白色或乳白色为主，要求样式简洁，以平跟或坡跟、软底防滑、穿着舒适为宜；保持干净整洁 袜子： 颜色应以肉色或浅色为宜，长度要高过裙摆或裤脚边 夏季应避免光脚穿鞋而裸露出腿部皮肤及汗毛，避免穿挑丝、有洞或用线自己补过的袜子
基本姿态	站姿		头正颈直，挺胸收腹，立腰提臀 女护士： 站立时双脚可呈"V"字型、"丁"字型或两脚稍分开前后错步，双手相握，右手四指在上轻握左手，双手指自然弯曲向内，被握手的指尖不能外露，放于腹前 男护士： 站立时双脚呈"V"字型、"丁"字型或两脚平行分开不超过肩宽，右手握住左手腕上方，自然贴于腹前或臀部

续表

项目	项目内容	要求
基本姿态	行姿	从容、轻松、直线、优美、匀速，在站姿的基础上起步，重心前移，以大腿带动小腿，膝关节放松，双脚尖朝前迈步，取自然步幅，脚跟先着地，呈直线行走；双臂以身体为中心，前后自然摆动，幅度以 30° 为宜
	蹲姿	下蹲时一脚前，一脚后，在前的一脚应完全着地，小腿与地面垂直；在后的一脚则脚掌着地，脚跟提起，膝部降低，膝内侧靠在另一小腿内侧 女护士： 两腿应靠紧，穿裙装时，应双手从腰间向下捋平工作服后再下蹲，避免工作服接触地面 男护士： 两腿可适度分开，臀部向下
	坐姿	就座时应轻、缓、稳 先侧身从座椅站立，将右脚后移半步接触座椅边缘，双手放于身后顺势从腰间向下捋平工作服，臀部位于椅子前 1/2 或 1/3 处轻坐于椅上 女护士： 坐定后上身自然挺拔，双脚并齐，双膝靠拢，肩臂放松，双手自然交叉或相握置于腹前，也可视情况采用双腿斜放式，前伸后屈式或双脚内收式 男护士： 坐定后上身自然挺拔，双腿可略分开，双脚跟距离约一拳左右，双手放在双腿接近膝盖的部位
操作姿态	端治疗盘	在站姿或行姿的基础上，上臂靠紧躯干，肘关节弯曲呈 90°，拇指置于两侧盘缘中部，四指和手掌托住盘底，四指自然分开与手臂同时用力，躯干与盘缘相距 2～3 cm
	持病历夹	行走左手持病历夹，肩部自然放松，上臂贴近躯干，病历夹正面向内，一手握住夹的前三分之一，病历夹前部略上抬，另一手自然下垂；也可一手握住病历夹中部，放于侧腰，肘关节稍弯曲 阅读和书写时，一手持病历夹顶部，将夹放于前臂上，手臂稍外展，持夹靠近躯干，另一手可翻阅和书写
	推治疗车	位于车后，面对车上物品，双肩保持平稳，两手扶住车的两侧，躯干略向前倾，重心集中于前臂，抬头、挺胸、收腹，腰背挺直避免弯曲，步伐均匀行进 禁止单手拉车行走及用车撞门